U0257130

2018年度湖南省哲学社会科学基金项目
《虐童事件背景下幼师心理健康建设的"1+2+3"音乐心理服务模式研究》
（项目编号：18YBA026）

基于音乐治疗手段的心理服务模式研究

以幼师群体为例

李昕昕——著

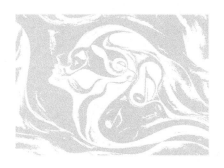

学林出版社

前　言

　　随着经济的飞速发展和社会化进程的不断推进，各行各业面临的竞争越来越激烈，快节奏的社会生活环境和高物质水平需求让现代人的压力与日俱增。同时，随着文化的进步，人们对于教育问题日益重视，从幼儿园到大学，孩子的教育永远都是家长乃至社会关注的热点。古往今来，人们对教师有很多赞美之词。"春蚕到死丝方尽，蜡炬成灰泪始干"、"三尺讲台存日月，一支粉笔写春秋"、教师是"太阳底下最光辉的职业"等，都是人们对教师工作的肯定，但教师背后的责任和压力却是很多人看不到也体会不到的。

　　《幼儿园教育指导纲要（试行）》明确指出：

"幼儿园教育是基础教育的重要组成部分，是我国学校教育和终身教育的奠基阶段。"城乡各类幼儿园都应从实际出发，因地制宜实施素质教育，为幼儿一生的发展打好基础。这是国家对幼儿教育的期望，同时也是对实施幼儿教育的教育工作者（简称"幼师"）的要求。无论是家庭还是社会，都希望通过幼儿教师高质量的教育和无微不至的关爱，为幼儿的健康成长与整体素质的提高打下扎实的基础，这凸显了幼儿教师在幼儿成长中的重要性。这样的高标准严要求，加之各种冲突和矛盾的叠加，增加了老师们工作任务的难度、广度和强度，而与其付出相反的则是较低的工资和较差的福利待遇。这让越来越多的幼儿教师感到焦虑、抑郁和紧张。

教师是幼儿教育的主要实施者，提高教师的心理素质对于幼儿的心理健康具有十分重要的意义。《幼儿园教师专业标准》要求幼儿教师富有爱心、责任心、耐心和细心；善于自我调节情绪，保持平和心态；乐观向上、热情开朗，有亲和力；勤于学习，不断进取；关爱幼儿，重视幼儿身心健康。《幼儿园教育指导纲要（试行）》指出："幼儿园必须把保护幼儿的生命和促进幼儿的健康放在工作的首位。树立正确的健康观念，在重视幼儿身体健康的同时，要高度重视幼儿的心理健康。"教育部颁布的《3—6岁儿童学习与发展指南》强调，幼儿的健康应该包括身体和心理的健康，并建议幼儿园教师要努力为幼儿营造轻松、温暖的心理环境，培养幼儿掌握恰当表达、调控情绪的能力，创造有利条件让幼儿适应自然环境、社会环境。因此，具备优秀的心理素质和一定的心理健康教育能力，已成为当代幼儿教师必备的职业素养。

本研究站在提升幼儿教师心理素质和水平的角度，对幼儿教师的心理健康标准、心理问题的主要体现、心理素质、职业心理压力、人际心理压力、职业适应等内容进行了理论探讨。通过分析幼师心理健康方面存在的主要问题和表现特征，选取适合解决幼师心理问题的"治疗性"团体音乐心理治疗的手段和方法，帮助调节和纠正幼师易怒、焦虑、抑郁、自卑等不良心理问题，让幼师学会表达自身感受，学会互助与宽容，提高逆商和情商，培养积极情绪和情感素养，促进幼师形成强有力的意志力、自制力、适应性和主动性。提出适合预防幼师心理问题的"发展性"团体音乐心理辅导的手段和方法，帮助幼师认识自我、探讨自我、接纳自我；使幼师能够掌控自身的情绪状态，保持积极、乐观的心态；能够冷静、理智地处理工作中的突发情况；能够学会自我心理维护、调适各种不良情绪，寻求一般发展性问题和特定矛盾冲突的解决之道，以爱、满意、愉快等积极的内心体验对待学前教育事业。

目　录

第一章
幼儿教师心理健康概述

　　教师担负着教书育人的使命，是为祖国培养建设者和接班人的重要力量。大部分人一生中有十多年的时间是和教师在一起相处的，因此教师对人的影响是巨大的。教师不仅需要有丰富的知识储备、较强的教育教学技能，还必须拥有健康的心理。在朝夕相处中，教师的言行很容易成为孩子模仿的榜样，如果教师拥有健全的人格和健康的心理，比如稳定的情绪、良好的心态、坚定的意志，且为人和善，富有创造力等，就能在潜移默化中对孩子产生积极的影响。反之，如果教师心理健康状况欠佳，喜怒无常，缺乏耐心，教育手段简单粗暴，就很容易引起孩子情绪困扰，使孩子适应不良，甚至发生心理障碍和形成一些消极的人格特征。因此教师的心理健康问题是值得重视的，教师除了要掌握基本的心理健康理论和一定的自我调节方法来确保自己的心理健康状况良好外，还需要掌握心理健康教育的方法，来帮助孩子的心理健康发展。

第一节 | 健康与心理健康

古往今来，人人都渴望拥有健康，因为幸福的家庭、成功的事业、优异的学业都是建立在健康的基础上的。传统的健康观是"无病即健康"，现代人的健康观是整体健康，内容包括躯体健康、心理健康、心灵健康、社会健康、智力健康、道德健康、环境健康等。健康是人的基本权利，是人生的第一财富。

一、健康的内涵

联合国世界卫生组织对健康作了新的阐述，即：健康不仅是没有疾病，而且包括躯体健康、心理健康、社会适应良好和道德健康。具体如下：

一是拥有足够充沛的精力，能从容不迫地应对来自日常生活和工作等方面的压力，不会因为压力而让自己过分紧张、焦虑和抑郁。

二是乐观面对困难，能用积极的态度解决问题，敢于承担责任，不拘小节、细心周到、应付自如。

三是生活习惯好，有规律的作息和良好的睡眠。

四是有较强的应变能力，能够快速适应身边环境的各种变化。

五是身体抵抗力好，能够抵御一般性感冒和传染疾病。

六是身材匀称，体重适中，食量正常，不暴饮暴食。

七是坐立和站立时，四肢协调，不弯腰驼背。

八是眼睛明亮有神，反应明锐，没有眼部疾病。

九是注意口腔卫生，牙齿健康，齿龈颜色正常，无出血现象。

十是头发柔顺有光泽，皮肤有弹性。

从以上细则可知，我们要全面理解健康的含义，它的标准除了没有身体疾病外，还规定了个体在躯体上、精神上、社会上的完全安宁状态。健康一直都是每个人公平享有的基本权利，它不仅代表着个人的需求，更体现了社会的稳定。因为社会的发展离不开个体的奋斗和努力，而努力奋斗是需要个体的健康来支撑的，因此社会要尊重个体的健康需求，树立正确的健康观，不仅要重视，还要培养社会个体的健康意识。身体和心理的健康是密切相连的。培养良好的健康意识和习惯，是提高活动效率和生活质量，促进个体身心和谐发展，形成健全的人格的重要途径。

二、心理健康的内涵

什么是心理健康？历来有许多说法，从不同的方面来阐述怎样才能称之为心理健康。

1946 年，第三届国际心理卫生大会把心理健康定义为："所谓心理健康是指在身体、智能以及情感上，在与他人的心理健康不相矛盾的范围内，将个人心境发展成最佳的状态。"

马斯洛（A. H. Maslow）认为："自我实现、充分发挥个人天性的人就是心理健康者。"

英格里士（H. B. English）认为："心理健康是指一种持续的心理状态。主体在这种状况下能做良好的适应，具有生命的活动，能充分发挥其身心潜能。这是一种积极的、丰富的状况，不仅是没有疾病。"

麦灵格尔（K. Menniger）认为："心理健康是指人们对于环境及相互间具有最高效率及快乐的适应情况，不仅是要有效率，也不仅是要有满足之感，或是能愉快地接受生活的规范，而是需要三者俱备。心理健康的人应能保持平静的情绪，敏锐的智能，适于社会环境的行为和愉快的气质。"

社会学家波孟（W. W. Boehm）认为："心理健康就是合乎某一水平的社会行为，一方面能为社会所接受，另一方面能为未成年人本身带来快乐。"

2022年11月，中国科学院院士、北京大学第六医院院长陆林在接受《人民日报》采访时说，心理健康就是能保持对工作生活较浓厚的兴趣和求知欲望；能保持正确的自我意识，接纳自我；能够调节与控制情绪并保持良好的心境；能保持良好的环境适应能力；能保持和谐的人际关系；能保持完整统一的人格品质。

根据以上各位学者对心理健康的阐述，可以将心理健康归纳为：当个体在与周边所处环境和人的相处、交往过程，自己的心理状况是否保持在稳定和平衡的状态，无论是情绪表达还是对事物的认知都较为稳定，并能准确表现真实自我的人格特征。具体理解如下：

其一，心理健康不是静止的状态，它是变化的动态的，也可以看成是一个在不断完善的过程，世界上没有绝对的健康，只有相对的比较。人们通常是在健康和不健康之间徘徊，不管是健康、比较健康还是不健康，都只是反映了某一个时间段内的状态，并非永久的。

其二，心理健康包含了两个内容，一个是目前心理所处的状态，一个是是否具备调节心理的能力。良好的心理状态不是与生俱来的，是需要依靠心理调节能力去调整和调适的。当人具备这种能力时，就能觉察到自己的问题，并能帮助自己达到心理良好的状态，而这种能力是通过后天的培养、学习才能形成的。

其三，心理健康是划分了不同类型的。根据心理问题的严重情况，个体的心理健康状况可分为：严重病态、轻度失调状态、一般常态和很健康状态这四个层次。由"一般常态"到心理"很健康"是一种发展趋势，即处于正常心理状态的个体如何从一般正常的心理状态向更加健康的心理状态转化。[①]

其四，一个人心理不健康指的是心理的某些方面不健康，并不是指的全部心理都不健康。就像一个人身体不健康，不代表他身体所有的方面都不健康，只是存在某些器官的问题。

第二节｜幼儿教师心理健康标准

人们要拥有健康的心理，首要的就是明确心理健康的标准是什么。当掌握了标准，就能以此为依据进行自我检测，一旦发现与标准相差太远的心理问题，就要有针对性地进行干预或者治疗，不让小问题扩大成大问题。

---

① 盛红勇.幼儿教师心理健康教育理论与实践［M］.北京：中央编译出版社，2020：2.

一、心理健康的标准

关于心理健康的标准，不同的心理学流派，不同的心理学专业人士有着各自不同的理解。身体的健康标准在医学上有着明确的量化指标，但心理的健康标准却没有具体和详细的解释。

有的心理学家认为心理健康的标准是：个体具有良好的适应生活、工作等环境的能力；个体的情绪情感调和，不会因为外界压力造成过大的起伏；个体能感觉到幸福，能感受到善意和希望；个体拥有明确的生活规划，能在工作中充分发挥能力和潜力，生活有规律有质量。

还有的心理学家认为心理健康的标准是：个体能够客观、公正地认识自己、看待自己、评价自己，不自卑也不会过于自负；个体对身处的工作、生活等环境感到安全；个体对人生的规划符合现实实际情况；个体能和周边的人和环境友好相处；个体善于接受他人的意见，不故步自封，并能从挫折中获取经验得到成长；个体有主见，能保持自身人格的和谐与完整；个体能够恰当地表达情绪和控制情绪；个体与人为善，能保持适当的、良好的人脉关系，人际交往质量高；个体能够在遵守社会规则前提下满足自身的需求；个体能尊重所处群体的规则，并能充分施展个性。

学者王沂钊提出了六项衡量个体心理健康与否的标准：有工作且乐于工作（这是最高的心理需求和快乐之源）；适

当地了解并且悦纳自己；有朋友且乐于与他人交流与沟通（通过与他人分享心情，体会爱与幸福感，并能够保持情绪稳定）；能经常对生活、工作保持满意的心情；能与现实环境保持良好的接触；能客观地评估并认可他人。[①]

学者黄坚厚提出了衡量心理健康的四条准则：快乐工作，并能在工作中发挥能力和智慧，以获取成就感和满足感；乐于与他人交往，并能和他人建立较好的人际关系，与他人相处时积极态度多于消极态度；对自己持有适当的了解和接纳的态度；能与环境保持良好的互动，并能运用有效的措施解决生活中所遇到的各种问题。[②]

综合以上学者的论述可发现，关于心理健康很难有固定的客观标准，也不可能用数据来衡量。通过综合多位学者的观点，本研究认为心理健康的标准可包含以下几个方面：

其一，心理健康的人能够对自己有客观、正确的认识和评价，能了解并接纳自己的一切，包括外貌、身高、身材、性格等，能感受到自身存在的价值。健康的个体会正视自己的优点和缺点，不会过于严苛地要求和评判自己，其生活、工作的目标和规划符合现有的实际情况；不会嫉妒他人，也

---

① 转引自：赵伟.农村初中生心理健康及与学业表现的相关性研究［D］.西安：陕西师范大学，2017.

② 转引自：王福兰.近十年我国心理健康教育研究综述［J］.教育理论与实践，2002，22（7）：59—62.

不会因为自己不足而感到自卑，心理处于持续平衡与平和的状态。

其二，心理健康的人具有正常的智力水平。正常的智力是个体开展一切心理活动的最基础条件，这个条件能让人在生活和工作中有较高的求知欲和好奇心，并能运用智力水平去获得知识和技能，去掌握解决问题的方法，从而获得成就。

其三，心理健康的人善于与人交往，能够和他人建立和谐的人际关系。在社会生活中懂得关爱、理解、尊重和同情；愿意关心和帮助他人，并能在过程中体会和享受到助人的快乐，能建立和谐的外部社会支持系统。

其四，心理健康的人能有效控制自己的情绪，不让负面情绪占主导地位。他们能够学会积极调适心情，让乐观和开朗等积极情绪占主导地位。尽管有时候也会因为突发的不幸事件和生活工作中的挫折感到难过、愤怒和悲观，但不会让自己长时间处于消极的情绪中，懂得如何走出来。他们知道怎样正确表达内心想法，在和他人交往中既不妄自尊大，也不畏惧退缩，能在社会规则允许的范围内，满足个体的各种需求，心境积极乐观向上，充满正能量。

其五，心理健康的人有良好的适应能力。他们能够正确看待周边环境，能主动融入环境中，有较好的方法去处理个人与环境的关系，能随着不同环节的需求调整自己以更好适应其中。他们能让自己的心理需求吻合社会需求，能尽最大能力去满足自身需求以实现个人价值。

其六，心理健康的人有责任心，有主见，敢于作为，敢于担当。他们有独立的思考和认识，不盲目服从，有主见，有热爱的学业和事业，能将较强的责任心用于学习和工作中，不推卸责任，也不盲目承担，能在各种实践中体验到学习和工作的意义。

二、教师的心理健康标准

面对不同的职业，心理健康的标准有共同点也有特殊性。对教师而言，心理健康应包含两方面的内容：一是提高教师的心理健康水平，即培养教师的优良心理品质，训练他们的自我调节能力；二是对教师可能存在的心理障碍和疾病进行防御与治疗。[①]

随着时代的发展和社会的进步，人们面对的压力不是一成不变的，因而心理健康的标准也是随着变化的。对于教师群体，可以从以下几方面来衡量其心理是否健康：

1. 认同职业角色定位

教师要能客观看待自身职业，热爱本职工作，具备面对

① 俞国良，宋振韶.现代教师心理健康教育［M］.北京：教育科学出版社，2008：13—14.

学生群体开展教育和教学工作的能力和处理学生突发状况的应对力。能与时俱进，根据学生情况的变化来调整教育教学手段与方法，能主动了解最前沿的教育资讯和理念，并及时运用到工作中。教师通过将自身的才能在教育工作中表现出来，并由此获得成就感和满足感，避免出现不必要的忧虑。

2. 有正确的自我认知

正确的自我认知包括能清晰地了解自己的性格特点，优点与缺点，能对所处的现实环境有准确的感知和判断，能厘清自我与现实、理想与现实的关系。而身为教师需要表现出的正确认知则包括：能根据自己的教学水平制定合理的工作计划和个人发展目标，具备较高的个人教育效能感；能够在教学环节中不断审视不足，并通过完善自己的知识水平和结构来弥补不足，从而达到更佳的教学效果和质量。同时，能够对自己有准确的评价，自身评价标准和结果与同事、学生的基本一致。

3. 有良好的人际关系

教师每天要和不同群体打交道，那良好人际关系就表现为能够清楚知道双方的权利和义务，能将关系建立在互惠的基础上，其个人思想、目标、行为能与社会要求相互协调；能够公正客观地看待他人，不会因财富或者相貌来影响判断；在和人打交道时，信任、欣赏、快乐、尊重等正面态度多于仇恨、疑惧、妒忌、厌恶等负面态度；能够积极面对人际关系中的问题，愿意和他人进行真诚有效的沟通。教师良好的人际关系在师生互动中则表现为师生关系融洽，教师能建立自己的威信，善于领导学生，能够理解并乐于帮助学生，不满、惩戒、犹豫行为较少。

4. 拥有稳定的情绪

能够拥有稳定的情绪是心理健康的重要衡量标准。尤其对于现代社会的职场人而言，在承受着来自家庭和工作等多重压力情况下，能够真实感受情绪并恰如其分地控制情绪是非常难得的。身为教师，其主要的工作对象是学生，教师的稳定情绪和控制情绪的能力都能对学生产生耳濡目染的作用。因此教师要能保持乐观积极的心态，不要将生活中产生的不愉快的情绪带入工作中，不迁怒于同事和学生；要能冷静地处理学校里的各种不良事件；不能出现偏爱情绪，要一视同仁地对待学生；不将工作中的不良情绪带入家庭生活而增添家人的困扰。

三、幼师心理健康标准

任何职业都会给个人带来一定的心理压力，心理压力的大小和工作的强度、环境以及个人的心理承受能力等因素有关。很多职业在入职前都会进行心理测试，表明岗位对于入职人员的心理健康是有一定要求的。而不一样的社会群体，心理健康的标准也有一些差别，他们的心理健康标准既应包含一般的心理健康标准，也应体现该群体的特殊性。因此，幼儿园教师的心理健康标准既应包含健康个体或者教师群体的共性的心理健康内容，也应包含幼师的职业特性。在参考了《幼儿教育指导纲要（试行）》《幼儿园教师专业标准（试行）》等文件基础上，本研究认为幼儿教师心理健康标准应包含如下几方面：

（一）热爱幼儿

苏联著名教育家马卡连柯（A. S. Makarenko）说过："爱是教育的基础，没有爱就没有教育。如果没有爱这个基石，整个教育大厦就会坍塌，教育必须以爱为前提。"近代教育家夏丏尊先生曾说过："教育没有情感，没有爱，如同池塘没有水一样。没有水，就不称其为池塘，没有爱，就没有教育。"苏联著名教育实践家和教育理论家苏霍姆林斯基（B. A. Cyxomjnhcknn）说过："要像对待荷叶上的露珠一样小心翼翼地保护学生幼小的心灵，晶莹透亮的露珠是美丽可爱的，但却十分脆弱，一不小心，就会滚落破碎，不复存在，学生的心灵，如同脆弱的露珠，需要老师的倍加呵护。"人民教育家陶行知倡导幼儿教师要有爱心，有"爱满天下"的情怀。他所说的爱不单单是指针对某一个个体的爱，也包含了对祖国的爱、对各个阶层的爱、对幼儿的爱和对其他类型学生的爱等。

这些教育家的言论都体现了一个观点，就是热爱幼儿是幼儿园教师的本质和美德，是其开展一切工作的基础。教师只有真正热爱孩子，才能给予他们如母亲般的温暖。在面对调皮的孩子时，不会用激烈的言语批评指责；在面对话语较多的孩子时，不会表现出不耐烦；在面对生活自理能力欠缺的孩子时，不会表现出嫌弃……同时，教师对幼儿的爱要体现出情感与理智的结合。一方面，要了解不同幼儿对爱的不同需求；另一方面，教师要在表现爱时展现出公平公正。教师不能因为是乖巧听话、漂亮聪明的孩子，就给予更多的关注和表扬，这样容易让这类幼儿产生骄傲情绪，逐渐养成任性、以自我为中心等不良的心理品质。而调皮捣蛋、惹人头疼的孩子在经常性的冷淡中也会产生嫉妒心，两种极端的心理都是不利于幼儿的成长的。

幼儿教师应该是一个内心有爱的人，因为爱，才会接纳幼儿身上的缺点和不足，才能包容幼儿犯下的错误。而教师在和幼儿相处中体验到如何付出爱，从而在繁琐的工作中享受孩子的纯真所带来的快乐，在孩子的喜欢中体验到自身的价值，从而沉浸在良性的心理循环中。

（二）尊重幼儿

幼儿再小，也是独立的个体，他们与成年人是平等的关系，而平等的基础是尊重。尊重幼儿和热爱幼儿是两个概念，就像父母都是爱孩子的，但不代表父母都懂得如何去尊重孩子。尊重的需求是高于爱的需求的，尊重幼儿意味着教师要把孩子看作是有独立的人格、能表达自己情感权利的人，一个既有优点又有不足，并且还有自己愿望和期待的、需要别人尊重和注意的独立个体。尊重幼儿集中体现了保护儿童权利的思想，这是建立新型师幼关系的基础。

教师尊重幼儿，就要使幼儿在平等之中建立自尊，然而在现实生活中，有的教师却处处以长者自居，要幼儿听命于自己，凡违反自己命令的幼儿往往被视为"调皮捣蛋""不听话"的。随之而来的便是批评或者惩罚，致使幼儿变得胆小拘束、缺乏主见，产生胆怯、冷漠、自卑、懦弱等心理偏差，甚至会损伤幼儿的人格，使幼儿失去自尊，给他们带来难以治愈的心灵创伤。可见，幼儿只有得到尊重，才会成为自尊自信的人，也才能展现出活泼乐观、宽容友善的人格特征。

（三）热爱幼儿教育事业

幼儿教师必须是真心热爱幼儿教育事业的，热爱的基础表现就是以幼儿为本，真心爱他们，真心为他们付出，对孩子的热情不能随自己的心情和喜好。一旦选择从事幼儿教育工作，就要懂得尊重、关心、爱护每一名幼儿。因为每一个踏入幼儿园的孩子都是努力走向社会化的个体，他们年龄小，生活自理能力不强，在生活中还需要成年人的悉心照料与呵护。但在这种情况下，他们仍然在努力地挣脱家人的怀抱走向陌生的环境，所以更需要获得教师母亲般的温暖与关爱。因此，幼儿教师一定要热爱这份职业和事业，将爱心分给所有的孩子。幼儿教师一旦内心充满爱，就会喜欢幼儿散发的纯真、善良和美好，能够无限接纳和包容幼儿的错误，能够在和幼儿的相处中，在各种繁琐的细节工作中，享受到孩子带来的乐趣和愉悦，能够体会到这份工作带来的不仅仅是辛苦，也有成就和价值。所以说，热爱是源泉，幼儿教师工作技巧的秘诀就在于如何去关爱和保护孩子，他们必须有耐心有毅力，能够看到每个孩子的闪光点，能够循序渐进，耐心仔细地倾听，不会情绪失控大发脾气，用吼叫和威胁来震慑幼儿。

（四）较好的适应社会的能力

适应一词，来源于生物学，是指用来表示增加有机体生存机会的那些身体上和行为上的改变。而社会适应是指个体逐步接受现实社会的生活方式、道德规范和行为准则的过程。适应社会的能力对人的生活质量高低有着重要意义。试想如果一个人不能够适应社会环境的变化，不能对周边的变化做出及时的反应和调整，久而久之就会和周边的一切格格不入。"物竞天择，适者生存"，适应能力往往是蓬勃生命力的体现，人的适应能力对于人来说是一种十分重要的能力，它是保证人创造力得以发挥的必要前提。

随着社会的发展，教育界也时刻经历着观念的更新、理念的更迭。国家对幼儿教育的日益重视，为幼教的发展提供了机会，也对幼儿教师提出了新的挑战。

面对不断提高的科技水平、爆炸式增长的信息量、激烈的社会竞争压力，幼儿教师不能封闭自己，不能阻断继续学习和深造的机会，要在持续提升自我中增加社会适应和心理应变能力，只有这样才能赶上教育改革的步伐，汲取最新的能量带给幼儿，以促进他们的发展和提高。

（五）能正确认识和接纳自己

能对自己有正确、客观的认识，并理性评判自己是心理健康的标准之一。人无完人，每个人都同时存在优点和缺点，接纳自己的一切，不过于纠结缺点带来不足和负面情绪，正视并努力寻求解决和发展的途径，是每一个成熟健康个体应该做到的。幼儿教师也是众多普通人中的一员，同样会遇到各种让自己开心也让自己失落和郁闷的事情，那作为心理健康的幼儿教师就要能够淡定、平和地面对生活和工作中的起伏，不论是成功还是失败都能够平静应对。在收获和荣誉面前不会因过度的沾沾自喜而演变到目中无人，在失败和挫折面前不会因过度的难过而演变到一蹶不振。幼儿教师能够根据实际情况来调整自己的目标和规划，心中有理想有要求，在追求理想的途中能实事求是地审视自己，对应该追求的目标一定要有信心追求到位，对不能追求的目标要舍得放弃，有较好的自我约束、自我控制能力。

（六）具备良好的情绪调节能力

情绪是人对客观事物和对象的态度的体验。我们会对周遭事物或者环境产生不同的态度与体验，如快乐和开心、焦虑和伤心、兴奋和生气、恐慌和绝望等，这些喜、怒、哀、乐都是情绪的不同反应。情绪是可以左右心情和心态的，人非草木，孰能无情，人们都会有高兴，有悲哀，有兴奋，有沮丧。人生就是在情绪的波动中度过的，而教师这个职业，需要具备更强大的情绪调节能力。

不少心理学家的调查研究表明，成熟而稳定的情绪是教师顺利完成教育教学工作的重要条件。比如幼儿教师，每天要和很多生动活泼、个性迥异的孩子相处，在教育活动中会出现很多预判不了的突发状况，有些孩子因为家庭教育的因素会有不好的行为习惯，或者教师会因家长的不理解而遭到指责，那么面对种种难堪的情境，如果教师缺乏掌控情绪的能力，就可能在问题面前感到无力，不知所措，焦虑暴躁，甚至责骂虐待幼儿，从而造成不可挽回的错误。这些都表明心理健康的幼儿教师必须在任何情况下都能保证沉着冷静，能够控制情绪的激烈反应，对消极情绪的产生有较强的控制力。

良好的调节能促进身心健康，不良的调节或情绪失调会破坏身心健康。贝克（A. T. Beck）和塞利格曼（M. E. P. Seligman）都认为，某些认知策略可以预防或减轻抑郁，如认知评价上的忽视。格罗斯（J. J. Gross）的研究发现，情绪调节可以减少表情行为，降低情感体验，从而减轻焦虑等负性情绪对人们的不良影响，因而对身心健康有益。

（七）良好的人际关系

人都是生活在一个群体环境中的，每个人时时刻刻都与周围形形色色的人建立着各种各样的关系。这些关系连接着血缘、工作、经济等，都是以人际关系为基础的。所以说，人不可能脱离人际关系独立存在，人际关系的好坏不但影响着人们的生活质量以及工作和学习的质量，还是衡量个体心理健康水平的主要标准之一，而良好的人际关系是教师个人获得充分发展的重要条件。

良好的人际关系有助于满足个体多方面的心理需要，如安全、归属、爱和自尊等方面的需要。在生活中，每个人都需要他人的关心、尊重、信任、支持、接纳、喜爱甚至是依靠，这些基本的需要如不能得到满足，常会导致心理紧张，影响身心健康。此外，良好的人际关系可使人保持愉快的心境。家庭和睦、同事友好、邻里互助，会使人精神愉快、心情舒畅。而你争我斗、关系紧张，极易产生压抑、郁闷、焦虑、烦躁等情绪状态，长此以往身心健康必受损害。良好的人际关系还可以提供有效的心理支持。人们遇到烦恼或挫折时，需要他人的支持与帮助、理解和信任，良好的人际关系正是一种重要的心理支持系统，可以有效地减轻人的心理压力，促进自我调节水平和心理承受能力的提高。

教书育人的活动是一种人与人直接交流的活动，幼儿教师的工作也是一种职业性的人际沟通活动。他们的职业劳动方式具有个体性、集体性、创造性、长期性等特点，这种特点也容易造成心理发展的闭锁性。实际的工作中，教师们之间经常因为工作太忙、琐事太多而交往较少，总是各干各的，缺少心理沟通的机会。妥善处理人际关系，乐于与同事、家长相处，才能做好幼儿教育工作。

（八）善于学习，敢于改变

想要在任何行业得到持续的发展，首要的就是持续地学习。善于学习是一种能力，尤其是教师，每天面对的是一群变化着的儿童，他们活泼、聪明，有很多的疑问，无论在家里还是在幼儿园，时时刻刻都有各种各样的疑问抛给家长和老师，当成年人知识储备够丰富、能够灵活应对儿童提出的疑问时，往往能赢得幼儿的喜爱。随着电子产品的普及，孩子从小就能从很多渠道了解各种信息，教师为了能随时满足孩子的好奇心，应该不断充实内在的知识储备，而善于学习，敢于去改变自身的不足也是心理健康的标志之一。优秀的教师总是在学习的路上找寻一切可以提升自己的机会，关注专业领域的最新知识进展，让自己的教育理念保持足够的前沿化，让热情洋溢的教育活动一天又一天、一年又一年地持续下去。表面上看，知识是静态的，但实际上知识却是在不断更新和发展的，所以要成为对幼儿有足够影响力的教师，就必须在教学活动中善于学习、勇于创新，还要根据幼儿发展的阶段特点，富有创造性地解读知识、改进教学方法，使教学活动达到理想的教育效果。因此幼儿园不仅要建设成儿童的乐园，更要建设成教师终身学习的家园。

第三节 | 关注幼儿教师心理健康的意义

近些年，关于幼儿园教师"虐童"的新闻频繁出现在了大众的视野，性质之恶劣严重冲击大家的道德底线，也激起了人们对于幼儿教育的担忧。而人们在抨击幼儿教师素质低下的同时，也不能忽略教师的心理健康状况，这是导致事件发生的重要原因之一。

幼儿园教师每天面对的是高强度高要求的繁琐的工作，以及众多幼儿和他们的家长，还要兼顾自己的家庭生活，这些压力往往是他们负面情绪的主要来源。因此对幼儿园教师进行及时干预和治疗，提高幼师的心理素养和社会适应能力，能使幼师及时有效自我调节因高强度工作而产生的负面情绪，从而塑造人际关系和谐、互勉共进的工作氛围，促进幼儿园与家庭形成良性互动、理性合作的和谐关系，让幼儿在相互尊重、关怀、理解的健康积极环境下得到个体身心健康全面发展。从健康幼儿园发展视角来说，预防、解决幼师心理健康问题，从而全面提升学前教育质量，符合当前国家和社会的迫切需求。

一、有助于提升幼儿教师的整体素质

目前我国幼儿教师毕业于不同层次的院校，有师范院校学前教育专业的本科生、研究生，也有大专生甚至学历层次更低的毕业生，教师队伍学历的参差不齐是造成教师整体素质偏差较大的主要原因。而我们通常所说的素质，指的其实是日常人表现出的修养，它分为思想、文化、身体三个部分，代表着德、智、体三个方面。身为幼儿教师，不仅需要有好的身体素质来应对高标准严要求的工作，更需要有良好的心理素质，来面对工作生活中的困难，并有能力去解决问题，走出困境。

尽管不能用学历来衡量人的素质，但是接受过正规、专业的学前教育学习和培训的教师，在几年的专业理论知识的学习和实操训练中，已经在正式上岗前积累了一定的经验，其中包括应对幼儿园各种工作的必备心理素质。而目前，因为幼儿园教师的待遇不高，所以流动性非常大，但为了保证正常工作的开展，幼儿园在教师选择上就无法完全做到高标准，在有些民办幼儿园或者乡镇幼儿园，一批未接受过专业学习的幼师也加入到了队伍中。

那么，幼儿园的管理者在面对学历层次、专业水平参差不齐的教师队伍时，就要有积极的引导措施，要重视并关心教师员工的身体、心理素质状态，要将预防教师的心理问题列入日常工作中，因为心理素质是以人的整个身心结构为背景形成和发展而来的，是个性心理的核心要素和整体反映。要促进幼儿教师良好个性的发展和整体素质的提高，为幼儿教育工作提供高质量的师资保障，就必须培养幼儿园教师良好的心理品质。

二、有助于塑造良好的幼儿成长空间

幼儿期是孩子性格、习惯养成和心理塑造的关键时期，这个时期的孩子没有自我分辨与判断能力，他们在家亲近父母，在幼儿园亲近老师，超强的模仿力让孩子很容易在耳濡目染中吸收到负能量。但有些教师并未意识到自己的言行举止对幼儿成长的影响力，或者没有意识到要学会调节自己的心理不适，去为幼儿创造良好的成长环境。

研究表明，幼儿的心理、行为问题和与其相处的教师的心理健康状况呈正比关系，也就是说，教师心理健康状况好，孩子的心理行为问题就少，反之心理行为问题则多。所以教师对幼儿的重要性仅次于父母，都是身心健康发展的关键引领任务，教师在每日和孩子的相处中，其性格、人格、素质、道德品质等都会无形中作用到孩子身上。所以幼儿教师应该用乐观、向上和向善的正确态度给孩子正确的示范。

幼儿教育作为与民族和国家未来紧密相连的一种前沿教育方式，是孩子性格养成和心理塑造的关键时期。而根据社会调查显示，越来越多的孩子在幼儿园受到身体及心理上的双重胁迫，这有损孩子心理及生理健康，甚至会导致孩子对幼儿园生活及学习产生反感和厌倦的心理。如何确保孩子在幼儿时期形成并具备终身受益的生活及学习习惯，成为当前幼儿教育管理亟待解决的重要课题，不仅需要幼儿教师时刻将自己视为一面镜子，规范言行举止，还要从教育环境考虑，让每一个孩子在幼儿园里身心健康成长。

三、有助于帮助幼儿教师的专业成长

教师这个职业不仅代表着教师这个身份，也体现了与其他职业的不同。有的职业是通过创造产品来体现价值，来服务社会，而教师却是通过传授知识和技能，来培养未来的劳动者，帮助他们掌握技能和能力后去实现价值，服务社会。无论是在职的教师，还是师范专业就读的大学生，或是即将走向教师岗位的新人，都会在学习中和工作中发现这个职业带来的巨大精神压力和社会压力，长时间的压力会让教师的心理发生变化。

尤其随着现代社会对生活、育儿、养老等的要求和标准不断提升，家长、上级教育部门、社会等对幼儿教育越来越重视，幼儿教师同时承受着工作和生活的多重负担，每天在应付各种各样的工作杂事和生活琐事中就基本耗尽了自身精力，更别提专业成长了。但任何行业都不允许原地踏步、故步自封，要保持持续学习的状态，教育更是如此。先进的理念、优秀的教学方法、更新的教学内容等都是需要花费精力和时间去学习和掌握的。那么，在面临着巨大压力的情况下，敢于面对、努力成长，就成为幼儿教师必须面对的问题。关注幼儿教师的心理健康问题能够帮助他们养成良好的心理素质，以此来克服心理的不适应，来增强对各种压力的适应能力，并能运用心理素质来调节言行，让自己带着热情和激情投入幼儿教育工作中去。

四、有助于提高幼儿教育的质量

幼儿和成人最大的区别就在于，幼儿很容易受到外界环境和氛围的影响，尤其是平日经常接触的环境和人产生的影响是最大的。在教学活动中，教师要引导幼儿积极思考，并对学习对象开展想象，要能够调动幼儿个性品质中的上进因素来投入教学活动。当幼儿教师把幼儿的认知探究活动和情绪情感、意志活动很好地结合起来时，就能实现理想的教育效果了。

因此，幼儿教师的心理状态直接影响到教学氛围的创设，幼儿教师必须具备良好的教学引导与心理管理能力。当幼儿教师把丰富的情感、夸张的表情、充满创意的想象和积极良好的身心状态展现在幼儿面前时，就会很快感染幼儿，从而激发幼儿参与学习的兴趣和热情。事实证明，幼儿教师良好的精神状态就是幼儿活动积极性的源泉。

五、有助于提升幼儿园的管理水平

幼儿园教师扮演着多重社会角色。对于儿童，幼儿教师是教育者、管理者、组织者；对于园所，幼儿教师则处于被管理者地位；在幼儿园和儿童之间，幼儿教师还充当着沟通者的角色。在这些多层次的关系中，幼儿教师只有具备良好的心理素质，才能协调好各方面的关系，并处理好各方面的问题，才能用积极乐观的心态面对管理层提出的要求。

所以幼儿园的领导要重视教师的心理健康建设，要定期对教师的心理健康状况进行筛查，及时掌握他们出现的心理疾病或者隐患，对已经出现问题的教师进行心理治疗，对可能出现的问题进行及时的预防，全方位地为教师的心理健康水平护航，帮助他们拥有强大的内心和较好的心理素质，以应对各种挫折和矛盾。

第四节 | 幼儿教师心理健康现状

幼儿天真烂漫，可爱活泼，所以很多人认为幼儿教师的工作是非常幸福和快乐的。当然，和孩子相处肯定是有愉悦的时刻的，但是走进幼儿园会发现，很多幼儿教师嗓子是嘶哑的，精神是疲惫的。因为幼儿教育的特殊性，工作十分繁杂，并且必须时刻保持高度的责任心和警觉心来预防和应对可能出现的突发事件。现在的家庭很重视教育，家长在对孩子寄予高期望值的同时，对老师的要求也提高了，同时教育改革一直在路上，这些都要求教师不能间断进步的步伐，要始终走在教育的前沿，幼儿教师的心理压力大大增加。遗憾的是，现在我国幼儿园教师的待遇普遍不高，高付出和低收入的落差更是引发心理问题的诱因。教师心理健康出现问题，如果没有得到及时干预，而是任由各种不良情绪长时间积累，或许在某一天，一个看似不起眼的"导火索"就能让教师产生过激的反应，而直接受到伤害的则是没有一丝反抗力的幼儿。

一、不同群体幼儿教师心理健康状况差异

幼儿教师的群体可以从不同角度来区分，比如公办与民办、城市和农村等。对比城市和农村，城市幼儿园的待遇会比农村幼儿园的好一些，但是城市生活的消费成本远高于农村，而且城市的家长更重视教育和孩子的发展，他们对子女的教育有着较高的标准和需求，对幼儿园和老师的期望值相应也更高，家长希望幼儿园拥有良好的硬件设施，希望老师拥有高学历和高水平。反观农村的家长，他们对教育信息的

掌握并不太多，而且农村的大环境不如城市这么"卷"，家长对教育的关注度没有城市家长那么高，也没有那么焦虑。他们将孩子送去幼儿园，主要是为了有一个正规的机构能够看护孩子，学一点知识。从这方面来看，农村幼儿园教师的心理压力比城市幼儿园的要低。而且，城市是更多年轻人向往的地方，不少大学生毕业后不愿意回家乡，更不愿意去农村，从而造成城市就业竞争愈发激烈，各行各业都在提升录用标准，幼儿园也不例外，已经入职的教师也不敢放松自己，唯恐被职场后浪淘汰。因此，对比城市与农村的幼儿园，农村教师的压力会相对低一些。

再来看公办与民办。公办幼儿园的日常开支以及发放给教师的工资，有一部分来源于政府的拨款，所以公办幼儿园不愁生源，甚至可以在对幼儿家长和家庭进行了一番了解后，有选择地挑选可入园幼儿。而民办幼儿园首先要解决的就是生源问题，若没有足够幼儿入园，资金就难以维持幼儿园的正常运行。从经营的角度看，公办幼儿园管理层的压力比民办幼儿园小，但从教师的角度看，公办幼儿园因为不需要发愁招生的问题，就能有更多的精力投入内部建设中，其中就包括了教师队伍的素质建设。为了让教师有岗位竞争压力，各种考核、竞赛、评比层出不穷，幼儿园管理层以竞争的方式督促着教师不可懈怠自身的发展。从这个角度看，公办幼儿园教师的心理压力大于民办幼儿园。

二、幼儿教师心理问题的主要体现

（一）职业压力带来的心理不适

驱动力是人们参与任何行为的内资动力，我们经常说的压力也属于驱动力。在正常情况下，考试、竞赛、面试等都会给人带来一定的心理压力，而适当的压力会帮助个体提升应对水平，获得好的结果。反之，若压力过大超出了人的承受范围，则会对身心健康产生不利影响。现代社会，生活、工作节奏快，职业压力已然成为职场人士面临的最影响身心健康和生活质量的因素了。人际关系的不如意、工作环境的改变、工作强度过大、都容易让职场人产生各种消极的情绪，从而转化为心理的压力与不适。当过大的压力持续较长的时间时，就会影响神经系统正常功能的发挥，降低身体对疾病的免疫力，减弱对自己行为的控制能力，最后对身心产生不良的影响。

幼儿园教师就是经常性处于高压力状态下的职业之一。每个孩子在家庭都是集万千宠爱于一身的宝贝，是不允许有半点闪失的。幼儿教师是班级孩子的安全第一责任人，饮食安全、游戏活动安全、如厕安全等是贯穿幼儿园一日生活的，有时哪怕教师再警醒，也难免出现孩子摔倒擦伤、相互间打闹抓伤等小事故。若碰上难缠不讲理的家长，教师就要花费很多精力和时间做解释、道歉工作。同时，教室环境创设、教研、公开课、各种检查等也给教师带来了很大的心理负担，他们经常只能趁着孩子午休或者下午放学后的时间才能完成幼儿园的其他工作。

从教师的角度来看，做不完的工作、经常不被体谅和理解、复杂的人际关系等沉重的压力给他们带来了强烈的心理不适，从而影响教育教学活动的顺利进行。而当教师长期承受较大的压力，又没有采取有效方式缓解时，就会产生身体上的不适，如失眠、头痛、内分泌失调等，也会产生焦虑、暴躁、人际敏感等心理上的问题。久而久之教师将产生职业倦怠心理，对工作的兴趣和积极性降低，对岗位的不满日渐增多，面对幼儿逐渐失去耐心和爱心，对待教育教学活动没有热情，体验不到工作带来的成绩感和价值感。

诸多实证研究表明，工作上的持久压力会严重危害教师的身心健康，不仅会导致教育教学质量严重下滑，还会对幼儿健康人格产生不利影响。城市、农村幼儿教师的工作压力与心理健康呈现出极高的正相关关系，也就是说幼儿教师的工作压力越大，心理健康水平就越差。当前社会环境下，我国幼儿教师的职业压力过大已是一个严峻的事实，它严重地影响着幼儿教师个人、幼儿乃至整个幼教事业的健康发展。

（二）职业幸福感缺失带来的心理落差

什么是幸福？每个人对幸福的理解和感受是不同的，这与个体的成长经历和生活环境有直接联系。幸福是一种主观的心理状态，有的人坐拥巨大财富，但精神世界的空虚仍让他感到不幸福；而有的人虽存款不多，但家庭和睦，子女乖巧，身体康健，幸福感很强。其实客观环境带给人的满足感是有限的，更多的幸福感来源于自己的调节和调整，是一种自给自足的状态。此外，个体对幸福感的标准是不一样的，一个人是否认为自己幸福，很大程度取决于自己设定的标准，它是人们对自己生活和发展状况的主观感受、评价和体验，是人的需要得到满足、潜能得到发挥时获得的快乐体验。

什么是职业幸福感？既然有"职业"二字，那就说明是与工作相关的，也就是指一个人在工作中得到的持续的快乐体验。职业幸福感能让工作者积极性高涨，对单位更有归属感。和睦的同事关系、融洽的工作氛围、善解人意的领导等都是带来职业幸福感的外在因素。

什么是幼儿教师的职业幸福感？幼儿教师职业幸福感是指幼儿教师在幼儿教育工作中，通过自己的努力工作，获得幼儿和家长的尊重、认可与热爱，职业理想得以实现，潜能得以发挥，自身价值得以实现，并在其中获得的一种身心愉悦体验。这种幸福感主要体现在教师工资及福利待遇水平的上升、工作环境、自我与社会对幼儿教育事业的认同感等方面。①

---

① 盛红勇.幼儿教师心理健康教育理论与实践［M］.北京：中央编译出版社，2020：205.

通过调查和查阅相关资料不难发现，目前幼儿教师的职业幸福感指数并不理想，这是值得关注和重视的。随着幼儿教育的飞速发展，社会大众对幼儿教师的要求也在提高，当教师的个人能力赶不上社会需求的时候，教师就会产生职业挫败感和倦怠感，比如低收入带来的职业幸福感缺失。高工资对应的是相对较高的职业幸福感，即使工作辛苦，但是能获得较好的薪酬，让自己的物质生活得到较好的体验，也能够填补辛苦带来的疲倦。放眼幼教界，幼儿教师的工资普遍不高，也正因为如此，有些人看不到幼儿教师的工作价值，觉得他们就是看孩子的保姆，不需要专业水平，任何人都能胜任。而事实上，幼儿教师的工作不仅需要全面学习有关儿童教育的理论知识，还要吹拉弹唱样样精通，属于专业技术人员，所以公众的误解和低薪酬，是让幼儿教师的职业幸福感缺失的重要因素之一。

而幸福感缺失带来的直接后果就是，幼儿教师没有职业归属感，无法全身心投入工作中，而工作中的他们，也很难将幸福的感觉传递给幼儿，就无法在和幼儿相处的过程中给予尊重、包容、接纳等。

（三）职业规划不清晰带来的心理缺失

人们要适应社会的飞速发展，就必须有终身学习的意识。同时，要能够对自己的职业发展进行合理的规划，在规划中进行职业技能提升，充实和更新自己的知识库。职业规划是为自己的终身发展负责的举动，那些无计划的、随意的职场规划已经无法适应时代发展要求了。

马斯洛的需要层次理论告诉我们，人最大的需求是开发自身的潜力，去实现人生价值。新入职的教师，本身还在适应工作环境的阶段，很多地方都不熟悉和熟练，其职业规划是需要被指导的。而有的幼儿园，在如何带领新教师做好职业规划方面是欠缺的，因此教师在工作中抱着"我为园长工作"的态度，而非"为自己工作"，所以在工作中，幼儿教师缺乏内在的向上努力的动力，类似于当一天和尚撞一天钟的感觉，这里面也包含着得过且过的无奈。

幼儿教师如果有科学的职业生涯规划，并能落到实处，可以确保其在幼儿园中的进步，从而符合幼儿园的发展需要。同时，也可以确保幼儿园有足够的、合格的教师储备，满足幼儿园长远发展的需要。因此，做好教师的职业生涯规划对教师个人和幼儿园都有重大的现实意义。

三、幼儿教师心理问题带来的影响

（一）对自身的影响

教师拥有健康的心理，是保障教育教学质量的基础。身体和心理的健康是相辅相成、相互成就的。健康的心理能够让教师心情愉悦，乐观开朗地看待挫折和不如意，豁达的心胸也有助于教师身体的健康良性发展。同时，健康的心理状态能让教师更积极地投入工作，创造性地开展教育教学改革；健康的心理状态能让教师热爱生活、热爱家人，保证家庭的和谐；健康的心理状态能让教师和同事、幼儿、家长相处融洽，保证高质量的人际关系。

（二）对幼儿的影响

教师拥有健康的心理，就能够怀着爱心、耐心和责任心走进每日工作，为幼儿营造一个温馨、团结、有爱、活泼的班级氛围，鼓励幼儿积极思考、发展能力、养成习惯，包容幼儿的顽皮、好动和"不听话"。反之，如果教师心理健康状况欠佳或者不稳定，时不时表现出冲动、烦躁、易怒情绪，就会让幼儿经常处于害怕和紧张的状态。

四、幼儿教师的心理素质

（一）心理素质

人的素质是相对稳定的，有先天遗传的因素，也有后天受社会环境、生活环境和各种教育的影响，是情绪内核的外在表现。人的素质有几种类型，心理素质是其中一种，也是人的素质中很重要的一个部分，但又区别于心理健康。心理素质是一个结构与过程相统一的内在系统，该系统包含着心理健康。心理健康则是个体心理素质的一个重要评价指标。从心理学角度讲，心理素质包括情感、信心、意志力、韧性等。

关于心理素质的概念，学术界的争议很多，目前还没有形成明确一致的结论。湖南师范大学教授肖汉仕认为：心理素质是在遗传基础之上，在教育与环境影响下，经过主体实践训练所形成的性格品质与心理能力的综合体现。其中的心理能力包括认知能力、心理适应能力与内在动力。对内制约着主体的心理健康状况，对外与其他素质一起共同影响主体的行为表现。[①]上海市教育科学研究院的韦有华认为：心理素质是个体在先天与后天的合力作用下，形成的一种调节自我内部心理和行为，以及内部心理行为和外部环境关系的平衡能力。[②]天津师范大学原副校长沈德立等认为：心理素质是个体在遗传素质基础上，在外部环境影响下形成的内在的、稳定的心理品质。这种心理品质影响或决定着个体的生理、心理、社会适应功能，并进一步影响个体的心理健康水平。[③]

心理素质是人人都具备的，有共性也有个性，在竞争压力日益紧张的今天，良好的心理素质变得愈发重要了。教师

① 肖汉仕.心理素质的结构及其内外关系［J］.中国教育学刊，1999（4）：26—29.

② 韦有华.教师的心理素质［M］.长春：东北师范大学出版社，2001：21.

③ 沈德立，马惠霞.论心理健康素质［J］.心理与行为研究，2004，2（4）：567—571.

是培育下一代的职业，提高教师的心理素质也顺应了社会和时代发展的要求。

（二）教师的心理素质

教师心理素质特指教师在教育教学的活动中，影响其教育教学行为和效果的个性心理因素。教师良好的心理素质应该是教师在与和教育教学相关的环境相互作用中，表现出的健康、积极、向上、持久的心理状态。

良好的心理素质对教师之所以特别重要，因为它是其他素质健康发展的基础。比如，当教师的心理素质始终保持正常的状态时，其身体状态相对也会好。因为好的心情能让人心胸豁达，不过于纠结小事，不斤斤计较；能帮助教师拥有好的胃口、好的睡眠，这些都有利于身体的健康发展。反之，当教师的心理素质较差时，教师就会持续受到消极和不满情绪的困扰，常见的表现有焦虑、烦躁、紧张等，长时间可能引起失眠、上火、结节等身体问题。心理素质与身体素质是息息相关的，如果教师长时间处于心理素质不佳的情况，那么就容易在心血管、内分泌、消化等系统上出现生理不适。所以说，工作上的积极主动以及创造性地发挥，是自身内部的心理素质的缘故，教师要保证自身处于健康的状态，才有可能在高强度和高压力的工作中保持高昂的斗志和战斗力，才能够在努力发挥潜力中获取可观的工作业绩。相反，不良的情绪状态则会直接减弱教师工作的积极性、创造性与热情，甚至削弱其意志与对事业的自信心。

那么，教师的心理素质由哪些要素构成呢？不同的学者也有着各自不同的看法。有的认为应该包含教育能力、教育机智、人格特点；有的认为应该包括意志品质、情感特征、人格特征、职业兴趣、智力、教育能力及教育信念等；也有的认为教师心理素质是一种复合型心理品质，主要由认知因素、个性因素、社会适应三个基本因素构成。

不管是哪一种说法，都有其共同之处。首先教师心理素质包含的层次多。心理素质由多维度多层次的心理成分组成，有习惯也有特质，有潜质也有品质。其次是成分多。有一般心理素质，也有职业心理素质，其中既有认知的成分，也有非认知的成分；既有心理健康、社会适应成分，也有心理能力成分；既有自我意识成分，也有情感、动力成分。①

（三）幼儿教师的心理素质

1. 人格健全，品德高尚

幼儿期是行为习惯养成、个性性格形成的关键时期，中国自古所说的"3 岁看大，7 岁看老"，简单明了地概括了幼儿心理发展的一般规律。从 3 岁的孩子的心理特点、个性倾向，就能看到这个孩子青少年时期的心理与个性形象的雏

---

① 魏燕 . 幼儿教师心理素质基本结构的研究 ［D］. 重庆：西南大学，2007.

形；而从 7 岁的孩子身上，你能看到他中年以后的成就和功业。所以这个时期的教育是重要且有意义的，而幼儿教师是与幼儿相处时间非常长的人群，在幼儿发展中的影响是潜移默化的、深刻的。如果幼儿教师本身具备健全的人格、正确的三观，有着较高的修养，那么是能够培育出同样健全的幼儿的。

教师自身也要关注人格的健全发展，要正确客观看待性格中的优势和不足，做到有效互补。无论是身处社会大环境，还是家庭、单位小环境，都会接触到与自己道德标准不符合或者观念冲突的人和事，如果这些冲突没有得到有效解决，就可能逐渐影响到正常的人格发展。所以幼儿教师要重视自己人格道德的修养，要学会用自我调节的方法来促进人格的健康发展，把人生规划和发展的目标定在力所能及的范围之内，不去追求超过自己能力的目标，让心理能够长时间处于良好和正常的状态。

2. 充足的知识储备

幼儿活力四射，仿佛有使不完的劲，所以幼儿教师的辛苦有一方面就来自要长时间和精力旺盛的孩子打交道，不能开小差，不能应付，要事事有回应。并且幼儿的思维相当活跃，对新鲜事物的感知也是丰富多彩的，他们经常会问一些"奇怪"的问题，这就要求幼儿教师要有充足的知识储备。如果幼儿教师缺少对知识的探索欲望，没有对客观事物探究的兴趣，就不能正确、科学地为儿童解答看似简单的问题，也就难以满足儿童的求知欲。教师不能因为幼儿年龄小，认为可以随意回答去应付，而应该尊重孩子的提问，给予认真的回复，这不仅可以体现教师的素养，也可以展现教师良好的知识水平和解答能力。通过这些过程，不但能帮助幼儿教师不断提升自己，也能建立起良性互动的师幼关系。

3. 开朗豁达的心胸

幼教工作是繁琐和高压力的。在大众眼中，孩子是弱势群体，他们理所应当得到很好的保护和教育，加之一些不良媒体的恶意诱导，让大家通过极少数幼儿教师的不当行为联想到整个幼教群体都有类似问题，从而对幼儿教师更加苛刻。当面对家长的不理解时，面对和同事之间观点不一致时，面对数不清的工作任务时，幼儿教师仍然要保持积极的心态和豁达的心胸，不能将其他人际关系中的不良因素带到和幼儿的相处中。幼儿教师需要具备耐心、爱心和同情心，要能够宽容、豁达地接纳幼儿的一切表现。豁达的心胸展现出来的是幼儿教师的良好修养和内涵，是呵护幼儿健康成长的善良表现，也表现了幼儿教师健全和健康的心理素质。

4. 重视心理健康问题

现代社会的竞争其实就是人的竞争，而评价一个人是否成功的标志，并不单纯看他的学业成绩或者事业成就，应该是综合看待人的整体。比如有的学霸成绩很好，但是内心脆弱、敏感，事事都想赢，但又不能接受自己失败，偶尔一次没有考好，就会做出过激的行为。相信作为家长，更希望自己的孩子有良好的身体和心理素质，胜过只有好的成绩。所以说，重视心理健康教育是遵循社会发展规律的，因为从目前看，孩子从小到大面临的压力是数不胜数的，我们应该从幼儿阶段开始，就关注孩子的心理健康。这不仅是心理教师、心理咨询师的责任，也是每一位幼儿园教师的工作职责。幼儿教师需要具备相应的心理健康知识、心理健康教育意识与能力。不可否认的是，幼儿教师是幼儿发展中具有重要影响作用的人物，对幼儿心理健康的发展有着极大的影响。所以幼儿教师不仅要重视自身心理健康，还要重视幼儿的心理健康教育，以幼儿为根本，以教师对幼儿的认识、了解为着眼点，以幼儿教师的心理教育知识为基石，采取合适的方法去指导与启发幼儿，促进幼儿心理健康的发展。

第二章
幼儿教师的心理类型

心理类型即性格类型。心理类型理论的首次提出是在 1913 年，当时正值召开国际精神分析大会，荣格（C. G. Jung）在该次会议上提出个性的两种态度类型：内倾和外倾。本研究则从幼儿教师的职业特性出发，从职业、人格、人际、适应四方面探讨幼儿教师的心理类型。

第一节 | 幼儿教师的职业心理

教师，是一个神圣的职业，百年大计，教育为本；教育大计，教师为本。之所以说教师这个职业特殊且重要，是因为在一个教师的职业生涯中，他的品德、言行、学识、专业等会潜移默化地影响很多孩子，是真正地担负着为国育人使命的。这个职业面对的是祖国的未来和希望，他们承担着培育社会主义接班人的重任，幼儿园教师作为一个人一生遇到的第一批老师，更是在行为习惯养成、三观形成过程中起着非常重要的作用。所以幼儿教师不仅是神圣的，也是具有使命感的。

一、幼儿教师的职业特点

"老师"一词源自春秋时代，最初指年老资深的学者，如《史记·孟子荀卿列传》中记载："齐襄王时，而荀卿最为老师。"后来把教学生的人也称为"老师"。教师的称谓，最早出现在我国西周时期的金文中，称为"师氏"，简称"师"，系教国子的官员，原来是商、周军队的组织单位。西周的统治者为培养善战的贵族弟子，开办了"国学"，有高级军官"师氏"任教。由于"师"是传授知识的，而"教"又是传授知识的一种重要手段，从而使"教师"一词具有传道授业解惑之意。综上，教师这个职业已经存在很久了，且在历史发展和文明传播中一直起着关键的引导作用。

中华文化历史悠久，在上下五千年中，走出了数不清的英雄豪杰、文人志士。这些人中，有的是在当时的历史背景下靠自己的努力，经受各种各样的艰难磨炼出人头地的，有的却离不开老师的谆谆教诲。古人云："幼而学者，如日出之光；老而学者，如秉烛夜行，犹贤乎瞑目而无见者也。"由此可见，幼儿教育在古代就已经在一定程度上受到重视。近现代以来，学前教育的产生与发展的历史进程受到了社会经济、文化、政治等多方面的影响，逐渐受到人们的重视。"人生百年，立于幼学"，幼儿教师担负着学前儿童启蒙教育、促进幼儿身心和谐发展的重任。幼儿教师扮演着幼儿生活中的妈妈、学习中的老师、游戏中的伙伴，同时也在学习中扮演着支持者、合作者、引导者的角色。新时代对幼儿教师提出了更高的要求，幼儿教师的职业特点概括起来有如下几点：

（一）是幼儿成长中的榜样

幼儿教师是一种职业，也是一种劳动方式，所有的劳动都需要采用一定的方式，配合一定的工具，来服务或者作用于劳动对象。幼儿教师的劳动对象就是幼儿，是一群有着爱模仿和向师性特点的孩子，所以教师的一言一行都在潜移默化地影响幼儿。韩愈说过："师者，所以传道受业解惑也。"意思就是：老师，就是传授道理、教授学业、解释疑难问题的人。距今 1200 多年的古人就已经明确了教师的职责，要传授知识，要教育学生为人处世之道。而教书育人这四个字一直延续到了今天，足以明确教师的职责了，也指出了教师职业和其他职业最大的不同之处，就是用自己的思想、常识和言行，通过榜样的方式去直接影响劳动对象，即常说的榜样性。这种榜样的力量是必然存在的，不管教师能否意识到，它都是客观存在的。

那么，教师除了在教室向学生传授知识外，自身的言行举止都应该具有榜样性。所以，"师者，人之模范"。苏霍姆林斯基在《给教师的建议》中也强调指出："你不仅是自己学科的教员，而且是学生的教育者、生活的导师和道德的引路人。"因此，教师在传授知识的同时，更应该加强育人工作，加强对学生非智力品质的培养，注重对学生的价值引导，把教会做人作为自己的头等使命。任何一名教师都要意识到潜移默化的力量，如同俄国著名教育家车尔尼雪夫斯基说过的："教师要把学生造成一种什么人，自己就该当这种人。"

幼儿教师的职业特点中之所以将榜样性放在首位，是因为幼儿时期的孩子对事物缺乏理解和判断，又特别善于模仿而辨不清是非，可塑性很强，加之老师在他们心中是很神圣的存在，所以教师是他们首要模仿的对象。尤其在幼儿阶段，儿童对外界事物是非常好奇的，不具备分辨是非的能力，可塑性极强。

教师的榜样作用可以体现在幼儿园各项活动的各种环节中。在活动中，有时因为幼儿的理解能力不高，导致无法完全理解老师的要求，教师往往会采取示范的方式，直观地展现活动要求，这时教师的示范和榜样作用就显得更为重要了。幼儿时期，是儿童各种行为习惯的养成关键期，也是他们探索世界、形成良好品行品德、树立正确人生观价值观的关键期。在家模仿父母，在幼儿园模仿老师，所以教师的一言一行都将产生深远的影响，这种影响是巨大的，也是持久的。在每日活动中，当教师对幼儿提出要求时，为了让幼儿能直观感受，教师往往会先做示范。比如教师要让幼儿养成正确的生活习惯，那么教师平日的习惯就要规范；比如要培养幼儿良好的品德、情操和正确的人生观及世界观等，就有赖于教师的言传身教。正如加里宁（M. Kalinin）所指出的那样："要知道，教育者影响受教育者的不仅是所教的某些知识，而且还有他的行为、生活方式以及对日常现象的态度。"

学高为师，身正为范，幼儿教师每日在孩子们的"监督"下更要注重言传身教的力量，谨慎言行，为人师表，让自身高尚的品德、热爱幼教事业的热忱成为儿童最直接、最规范的榜样。正如孔子所说："其身正，不令而行；其身不正，虽令不从。"教师的言传身教对孩子的影响和教育效果，是巨大而持久的。"言教"是有声的，"身教"是无声的，幼儿每天都在观察和学习老师的言行举止，所以幼儿教师必须注重"身教"，给幼儿以良好的示范和榜样。

（二）有幼教所需的创造性

随着社会和时代的进步，教育的理念也在不断更新，人们对于幼儿教育的期望值也在持续提高，如今的幼儿园不仅要把孩子看好，而是要从健康、语言、社会、科学、艺术五个领域全方位塑造儿童。要根据幼儿的需要建立科学的生活常规，帮助建立良好的师生同伴关系，培养幼儿坚强、勇敢、不怕困难的意志品质和主观、乐观、合作的态度。营造自由、宽松的交往环境，鼓励孩子大胆表达，学会交流与沟通。这些目标的实现都需要教师的参与，教师在幼儿阶段帮助孩子养成好的行为习惯后，将有助于未来孩子在学校和职场的发展。

在如今的教育改革中，总是会提到"创新"，其中包含了教师教育理念和方式的创新，以及要培养富有创造精神的人。这些标准就要求教师在面对孩子时，不仅要遵循教育的基本原则和规律，又要能够开拓思路去进行创新性的改革。幼儿期是孩子身心发展的关键和特殊时期，他们虽小，但也是有独立思维和情感的活生生的个体。他们来自不同的家庭，有着不同的智力水平、不同的喜好、不同的气质类型。所以当幼儿教师面对这么多不同的个体时，如果用千篇一律的方式，显然是不能与时俱进的。

教育的过程就是创造人才的过程，教师培养的应是具有创造精神和能力的人。那么作为教育的实施者，首先自己就必须具有创新性思维。教师在遵循教育的一般规律和原理的基础上，要学会创造性地思考问题。教育最忌讳的就是故步自封、鼠目寸光，传统的理念有些是可以一直引领教师成长的，有的却应该在时代的发展中被淘汰，取而代之的是符合当下孩子的教育思路。教师不能用一个模子塑造人，要依据幼儿的个体差异开展教育。教师在各类活动中要引导幼儿积极参与，培养不同方面的能力，促进孩子的综合发展，但这不是孩子被动接受教师的过程，应该是教师和孩子相互作用的双向过程，教师的创新性就要体现在因材施教之中。

教育对象是千差万别的，每一个儿童都是一个特殊的世界。教师既要按统一的目标来培养学生，又要注意个别差异、因材施教，要根据幼儿身心发展的实际情况，有的放矢地开展教育，发展幼儿的个性。通俗地说，就是要一把钥匙开一把锁，使幼儿获得最佳的发展。教师劳动的创造性，也表现在教育教学内容、形式、方法的不断创新上。教育教学有许多方法，但没有一种万能的方法，即"教有法而无定法"。

幼师工作的创造性，要体现在对不同儿童的区别对待上，还要体现在教育机智上。而教育机智就是教师对突发的事件所表现出的快速、合理的应变能力。虽然教师每学期、每周都有工作计划，但是实际的状况却是预想不到的，这需要教师有敏锐的观察力，善于发现幼儿的细微变化，对难以预料的偶发事件做出机敏的判断和灵巧的处理。富有创造性的教师，对突发事件不会表现得过于慌张和焦虑，能快速稳定内心，机灵地解决，将消极因素化为积极因素，使教育更加生动活泼。

同时，教师也要明白"教学相长"的道理。教育绝对不是教师单方面起作用的事情，一定是教师和幼儿双方共同作用的结果，幼儿在各项活动中展现出的积极思考也会带动教师的思维。幼儿教师在对教学活动的内容和教材的处理，也属于创造性的劳动。教育部门有专门的幼儿园课程纲要和教材要求，但这只是为幼儿园和教师提供一个教学的方向，教师要根据班级幼儿的具体情况安排内容。在开展教学活动前，教师首先要领会教学的目标和重难点，考虑班级学生的特点，思考运用哪种教学方法，然后在具体的执行中，对教学内容进行再创造。只会使用千篇一律教学方法的教师，是很难在教学准备和执行的过程中有再创造的体验的，所以幼儿园要鼓励教师在教学活动中敢于去探索，并给予教师空间去发挥自身的独创性。

幼儿教师工作中的创造性，还体现在应变能力上。3—6岁的幼儿，活泼好动，思维活跃、敏捷，很多状况是无法预料到的，所以幼儿教师一定要具备良好的随机应变能力，对于突发情况做出迅速、恰当的处理。

（三）对幼儿发展的影响是长效的

俗话说："十年树木，百年树人。"我国思想家管仲曾说："一年之计，莫如树谷；十年之计，莫如树木；终身之计，莫如树人。"意思是一年完成的不如种粮食，十年完成的不如种树，一辈子完成的不如培育人才。从这句话可知，教师的职责不是短时间内能看到成效的，教育是一个漫长的静待花开的过程。一个孩子来到世上，就是一张白纸，这张纸上将呈现怎样的景象，取决于身边对他影响至深的成年人。幼儿的发展是一个长远的过程，教师要促进幼儿的发展，这就要求教师的劳动需要较长的周期。任何好的品德、行为、习惯都不是一朝一夕能养成的，需要家长和老师长期的教导，而且也不会有立竿见影的效果，有的甚至要等到孩子成年、成家后才能看到成效。而教师对儿童的影响，不会随着儿童毕业离开而结束，教师的付出将会影响儿童很长的时间，教师劳动的真正社会效益在学生工作之后才能得以发挥和检验，教师的劳动又具有长效性的特点。因此，教师劳动的长期性是由育人周期长的规律决定的。不仅从人的整体发展来看，教师劳动需要一个较长的周期，就是从某一具体、局部的身心的发展变化来看，也往往要经过一个长期反复的过程。

相较于小学、中学教师，幼儿园教师没有升学压力和传授知识的压力，那么教师可以相对平和地面对孩子，努力培养儿童优秀的道德品质、良好的生活习性和富有创造性地发现世界的能力，并引导他们将这些能力延续到未来的学习生活中。在幼儿的成长中，习惯的养成、性格的塑造远比知识的学习更重要，而这些都不是一朝一夕能够完成的，除了家长，幼儿教师也需要付出长期的大量的劳动。正如苏霍姆林斯基所言："教育工作的最后结果如何，不是今天或明天就能看到，而是需要经过很长时间才见分晓的。你所做的、所说的和使儿童接受的一切，有时要过五年、十年才能显示出来。"特别是学龄前阶段，是进入义务教育前的关键时期，幼儿教师的教育影响，不一定在幼儿待在幼儿园的三年时间内体现出来，更多时候是当儿童到了小学甚至更高层次的学习和工作中才能展现出来。

教师要有长远的眼光，不要因为孩子眼前的问题而否认孩子的整体。幼儿教师劳动的长期性和长效性特点，要求教师在教育工作岗位上立足长远、着眼当前，坚持不懈地长期努力，克服不正当的短期行为。应当明白，教师感到真正自豪的时刻是在他付出了长期艰辛的劳动后，见到了曾经的学生茁壮成长为国家的栋梁，并将精神财富转化为巨大的物质财富的时候。

（四）劳动对象的主动性和幼稚性

在幼儿教师的劳动中，劳动的对象是幼儿。根据现代的科学的儿童观，幼儿是一个独立的主动发展个体，幼儿具有主观能动性，他们开始尝试主动选择和接受外界环境的影响，从而逐步形成自己的认知结构。根据教师劳动的这一特点，教师在劳动过程中需要调动幼儿的主动性和积极性。

　　幼儿教师的劳动对象不仅具有主动性，还具有不成熟性。幼儿的发展水平不高，幼儿的身心发展及身体各机能、各系统发展尚不完备，他们刚能独立地行动，还在学习如何用语言表达自己的愿望和感情，思维的发展还处在具体形象的阶段，知识经验还很贫乏，对周围事物的认识充满了天真和幼稚。

二、幼儿教师的职业定位

　　从以上职业特点来看，幼儿教师同时承担了很多个社会角色。有研究认为，社会、幼儿园、幼儿和家长赋予了幼儿教师各种不同的职责，这要求幼儿教师要根据不同人群的需求来扮演不同的角色。通过综合其他各研究，可以将幼儿教师的职业定位为生命的关怀者、平等的交往者、行为的示范者、知识的传授者、班级的管理者、终身的学习者、家长的合作者。

（一）生命的关怀者

　　幼儿作为一种脆弱而又充满活力的生命体，需要成人社会的呵护和关注，特别是教师这一群体的爱护和理解。这种爱护和理解体现在教师对生命的崇敬、珍视和深情，对生命早期智慧的敏锐、惊叹和鼓励，对生命规律和生命潜力的认识、领悟和尊重。教师要深深明白生命的完整性，明白快乐童年对生命发展的积极意义。

合适的教育支持是教育最根本的要素，是儿童发展最关键的条件之一。教师的角色已经不仅仅是知识传播者，更是一个生命体与另一个生命体在教育时空中碰撞、交流，展开生命之间的沟通、相互理解和共融，从而扮演生命关怀者的崇高角色。

（二）平等的交往者

在信息化社会，教师的"权威"地位受到了巨大的冲击，传统意义上的"权威"已经不复存在，被师生之间的交流和对话所取代。信息化社会对教师提出了更高的期望和要求，要求教师不仅要掌握专业知识和教学技能，还要具备创新精神、协作能力、数字素养和多元文化意识；同时也为教师提供了更多的机遇和可能性，比如利用数字技术丰富教学内容和方式，实现个性化和适应性的学习，建立协作式生态学习系统，分享和改进教学资源和实践，促进专业成长和发展。但信息化社会也带来了一些挑战和问题，比如如何有效整合数字技术与教育教学，如何保护儿童免受网络风险影响，如何平衡技术与人文的关系，如何评价教师的绩效和贡献等。教师在信息化社会中需要不断学习、创新、合作和反思，以适应社会的发展和变化，同时也要充分利用信息技术为孩子提供更优质、更有效、更有趣的教育体验。教师应该是幼儿学习的启发者、支持者，帮助儿童探索想学的内容，为他们提供资源和方法，为他们创造学习和活动的真实环境。

（三）行为的示范者

教师的言传身教对幼儿的品德养成和行为的规范性起着十分重要的直接作用，其思想、品行、情感、意志力、人格特征都会对幼儿产生潜移默化的影响，甚至直接影响幼儿将来的发展。那么作为幼儿的模范和榜样的教师应该具备哪些条件呢？首先，幼儿教师要有正确的道德情操，爱国爱党，热爱教师这份职业，热爱幼教职业，具有积极向上的进取心、事业心和责任心，善于钻研。对待繁琐的工作能够任劳任怨，愿意勇挑重担，能有良好的心态面对工作中的难题和问题。能够平等对待每一位幼儿，言行一致，注重个人表率。其次，要具备渊博的知识和良好的专业素养。幼儿教师要能够清楚意识到，时代的发展和社会的进步给教师行业带来的机遇和变革，要注重业务学习，不断充实知识，提高文化专业知识水平。最后，幼儿教师要能平等对待每个幼儿，爱护每一个幼儿，保护和维护他们的合法权益；与幼儿保持民主、平等的师生关系，要尊重幼儿的人格，善于宽容。既要严格要求，对幼儿认真负责，又要处处关心爱护幼儿，理解和宽容幼儿，不感情用事，做孩子的良师益友。

（四）知识的传授者

幼儿在幼儿园期间尽管不会学习文化知识，但是会学到很多生活中的知识和常识，因此幼儿教师有一个很重要的角色就是知识的传授者。但是无论是幼儿教师还是其他层次的教师，在传授知识的时候并不是直接告诉孩子答案或者结果，不是单纯又粗暴地将知识"灌输"给孩子，而是要告诉孩子方法，在指导他们获得知识的同时，让他们学会发展主动学习的能力和获取知识的能力。所以幼儿教师在组织一日教学活动时，要认真思考采用何种教学方法和途径，这些都会直接影响到幼儿的掌握结果。要达到高质量的学习效果，不仅要求幼儿教师熟练掌握五大领域的知识，还要掌握将各领域知识传授出去的技巧和方法。并且幼儿教师在传授知识过程中，要关注到每位孩子的情况，在因材施教中帮助幼儿发展。

（五）班级的管理者

从幼儿早上进入幼儿园开始，他们的一切活动都是在班级完成的，班级中的班主任、副班主任和保育员领导并指导着作为一个整体的班级，对孩子施加影响。班级的活动是一个动态的状态，教师不可能完全依照课前准备来完成活动，因为孩子的身体、思想是动态的，教师要根据现场的情况来调整教学活动的安排。幼儿教师是班级活动的主导者，他们必须充分调动孩子的参与积极性，发挥孩子的主体作用，和孩子进行积极的情感交流和沟通。在这样复杂的动态教学环境中，如果没有教师对整个课堂的井然有序的管理，就不能保证教师和幼儿之间的双向交流，也就不会创设良好的课堂教学活动气氛与秩序，更不可能有良好的教学效果。此外，良好的班集体气氛，有助于建立和谐的人际关系，使幼儿在班集体中受到良好的教育。许多研究证明，教师的不同领导方式和策略，班集体的心理气氛，都会影响到儿童的各方面发展。

（六）终身的学习者

终身教育理念认为，教育应该是每个人一生的事情，而不是分为学习阶段和工作阶段。幼儿教育作为基础教育的重要组成部分，应该为儿童提供能影响其一生的基础知识和技能，培养其终身学习的意识和能力。终身教育理念的提出者郎格朗（P. Lengrand）认为，人的一生被划分为两个阶段，前半段用于学习，后半段用于工作，这是没有道理的。作为基础教育的重要组成部分，幼儿教育也要面对终身教育和终身学习理念的影响和挑战。

在学习化社会中，幼儿园教师的生存和发展也是一个不断完善和学习的过程，教师的教育理念和观念，会在现实中进行反复的重构。面对处于幼年阶段的教育对象，教师应该为其选择能影响其一生的基础知识和技能，如搜集和处理信息的能力、获取新知识的能力、分析和解决问题的能力以及交流与合作的能力，传递人类社会的"共同价值"以及民族的传统文化等。

幼儿教师要遵循终身教育开放的教育理念，将幼儿教育纳入终身教育体系之内，通过建立不断更新的开放的知识体系——学会认知、学会做事、学会共同生活、学会生存，使儿童成为终身学习者。

（七）家长的合作者

在现代社会，家庭在幼儿园教育中的作用已经得到了广泛的认可。幼儿园教育要想取得良好的效果，必须与家庭形成良好的协作和支持，形成教育合力对幼儿进行有效的引导，以达到事半功倍的教育目的。因此，作为一名现代幼儿教师，必须走出幼儿活动室，成为家长的顾问和伙伴，建立与家长伙伴式的合作关系，共同维护幼儿的权益，让幼儿健康快乐地成长。

为了鼓励和吸引更多的家长参与幼儿园教育活动，可以为家长搭建交流学习的平台，请有经验的家长通过讨论等方式传授经验，请有经验的优秀幼儿教师为"家长教师"进行幼儿教育学和心理方面的专题讲座，提高家长参与幼儿园管理的技能水平。还可以为家长创设分享幼儿园及幼儿发展信息的机会，通过校园网、微信群等向家长推送幼儿园课程设置、幼儿膳食、学前政策、学校活动等方面的明确信息；以成长档案收集和展示的形式定期向家长提供幼儿在园学习及活动的情况，定期开展亲子活动或开放活动，让家长近距离观察和了解孩子的生活、游戏和交往情况，获得孩子在园发展的感性经验。同时也可以利用网络，增进父母对幼儿园的了解。幼儿园可以结合实际，创办自己的微信公众号，每天跟幼儿家长分享幼儿园教育的小故事和亲子教育的小知识。呈现形式可以多样，但字数不能多，可以是图片和文字结合的形式，可以是短视频的形式，也可以是音频加文字、图片的形式等，要尽量把内容做得有趣，让幼儿家长感兴趣。

三、幼儿教师的职业素质

如今国家越来越强调素质教育，意味着社会对人才的要求不是只看成绩好坏，而是看全面的素养。素质教育的实施关键在教师，教师的水平和能力决定了素质教育能否有效推进，而教师本人也必须是有全面素养的人。

（一）教师素质的含义

幼儿教师素质是指幼儿教师在从事幼儿教育工作中所应具备的思想品德、身心素质、专业知识和技能等方面的综合能力和水平。加强幼儿教师素质具有一定的重要性，它关系着幼儿的全面发展，影响着幼儿的学习和生活质量；它体现了幼儿教师的职业形象，影响着幼儿对教师的信任和尊重；它决定了幼儿教师的专业发展，影响着幼儿教育的改革和创新。

幼儿教师素质的构成主要包括职业道德素质、身心素质、能力素质和专业素养四个方面：

职业道德素质是指幼儿教师对社会主义教育事业的忠

诚，对幼儿的热爱，对家长和同事的尊重，对自己工作的责任感和奉献精神等。

身心素质是指幼儿教师具有健康的身体和心理状态，以及良好的情绪管理、沟通协作、自我调节等能力。

能力素质是指幼儿教师具有有效地、高质量地与幼儿相互作用，促进幼儿全面发展的知识、技能和能力，包括观察分析、设计实施、评价反思等方面。

专业素养是指幼儿教师具有与所从事学科或领域相关的理论知识、实践知识和方法知识，以及不断学习、更新、创新自己专业知识和技能的意愿和能力。

（二）幼儿教师的职业心理素质

1. 对孩子有耐心

耐心不是刻意的行为和动作，它应该源自教师的观念，能体现出教师的心理素质。幼儿园的工作职责和管理制度对教师的耐心能起到良好的监督作用，不过如果一个幼儿教师的耐心只是建立在制度的约束之上，那这份耐心就会大打折扣，因此幼师的耐心不能是职业的硬性要求，应该是一份良好的心态和发自内心对待幼儿的温暖态度，是一份对待工作的满腔热情。

幼儿教师的耐心表现在能静下心来认真聆听孩子的声音。外向活泼的孩子喜欢问很多问题，这时如果教师能够安静地听他说，是可以从孩子们的自言自语中获取很多信息的，比如他们在想什么、需要什么。教师要能静下心来参与到孩子的活动中。儿童喜欢游戏，如果教师能够仔细观察他们游戏时的状态，可以发现很多教育的良好契机。教师要能静下心来和孩子交流，要用平和的心态面对儿童的问题和突发状况，帮助幼儿勇敢面对错误，引导他们克服困难。

幼儿教师的耐心表现在和爱心、细心结合起来。教师工作时的认真投入的态度是最能看出是否有耐心的。教师教育孩子的时候，要和风细雨地循循善诱，要蹲下身子平视孩子，诚恳而有耐心，只有在动之以情、晓之以理的教育下，孩子才会愿意亲近老师，愿意听取老师的建议。此外，老师日常的言行举止和待人接物也要表现出足够的耐心，孩子虽小但却能感受到真诚与否，敷衍、装模作样的老师是无法获得孩子真心喜欢的。

幼儿教师的耐心表现在对工作的诚心上。教师在对孩子进行思想教育时，必须诚恳、耐心地诱导，要动之以情、晓之以理，充满诚心地工作，使孩子为之感动，愿意接近教师，愿意听教师的话，愿意接受教师的耐心教育。另外，教师的诚心也表现在平常的待人接物和言行举止上，一个夸夸其谈、文过饰非，甚至捉弄蒙骗孩子的教师，是不能获得孩子好感的。教师的耐心也体现在做事的细心上，教师要通过日常对幼儿的细心观察，关注他们任何细微的行为变化。因此，教师要耐心教育学生，就要把幼儿当成自己的孩子，用

"爱生如命"的思想感情去耐心教育孩子、感染孩子。

幼儿教师的耐心表现在用宽容的态度对待幼儿的疑问和错误。其实错误是能够很好地激发教育的欲望的，它能够为教师提供机会去思考教育的方式方法，拓展教育的思路。人非圣贤孰能无过，人成长中的犯错是一种宝贵的经历。教师要坦然面对孩子的错误，并从中发现教育的价值，但这种价值的前提是孩子足够信任老师。假如教师对待孩子的过失表现出反感、烦躁，甚至认为这是孩子愚蠢的表现，则会让儿童感到不知所措，除了接受老师的指责和批评外，错误的原因依然没有解决。

当然，教师也是普通人，每天都在重复着同样又不一样的工作。社会和家庭对幼儿教师的期望值在不断提高，国家颁布了一系列约束教师的准则来约束教师的行为。家长在望子成龙的期盼中将孩子送进幼儿园，渴望老师能像自己一样爱孩子，幼儿园为了督促教师教育教学水平的提升，对老师的工作又会提出详细且具体的要求。在多重压力之下，教师有时失去耐心是可以理解的，工作中出现失误也是人之常情。但教师需要学会调适和调整，不能将来自工作和家庭的负面情绪转嫁到儿童身上，教师面对压力展现出的平和与宽容对儿童而言也是一种榜样。所有的教育都是耐心的锻炼，有时候教师要忍受的对象正是自己的教育对象，而另一些时候，教师必须忍受的对象则是自己。在教育孩子的过程中，教师主观上通常是希望他们能够不断地向前进步，同时教师也是这样做的，一直推动着幼儿不断向前迈进。但是，这毕竟是教师的主观意愿，没有真正考虑所有孩子的实际情况和个人意志。在儿童的成长过程中，有鼓励，也有挫折；有成功，也有失败；有奋斗，也有迷失。在种种现实情况下，他们可能会不愿意向前迈进。因此，教育工作者应该根据孩子的个体差异和实际情况来相应调整自己的主观意愿。

2. 有良好的性格

《现代汉语词典》(第 7 版) 对"性格"的解释是："在对人、对事的态度和行为方式上所表现出来的心理特点，如开朗、刚强、懦弱、粗暴等。"

《辞海》(第 6 版) 对"性格"的解释是："人格的重要组成部分。人的态度和行为方面的较稳定的心理特征，如寡断、刚强、懦弱等。在生理素质的基础上，在社会实践活动中逐渐形成和发展。由于具体的生活道路不同，每一个人的性格会有不同的特征。"

性格是人对现实生活表现出的稳定的态度，以及与这种态度对应的习惯与人格特征。有人说性格是与生俱来的，一旦形成就比较稳定，但同时也具有一定的可塑性，并不是完全不可改变的。

对幼儿园教师而言，良好的性格除了能够帮助自己更强大地面对工作和生活中的困难，促进自己不断提升能力，提高教育幼儿的水平外，还能对幼儿的发展产生深远的影响。教师要善于隐藏自己的不愉快，不要将生活中的烦恼和负面情绪带到孩子面前并表现出来，尤其是脾气比较急躁的教师更要时刻提醒自己，不能随意批评和责骂孩子，因为这种举动首先会让儿童在幼儿园感到紧张；其次这部分教师误认为只要他人没有达到自己的要求就能用发脾气的方式来对待和解决。

幼师良好的性格更有利于和儿童之间的情感交流。教师具有良好的性格，对于幼儿而言，是教师能够以平等的态度轻松地与孩子进行交流沟通，那么孩子就更愿意主动将自己在生活中遇到的困惑和问题与教师分享，教师才可以深入了解孩子是否心理健康，才能协助家长助力儿童健康成长。对于教师自身而言，不仅可以获得更多的职业自信，有利于自身的身心健康发展，还可以改善和同事、领导之间的关系，营造良好的教育工作环境。

幼师良好的性格有利于和家长之间的沟通交流。家园合作共同发力，才能更好地引导幼儿的成长。和家长开展有效的交流是幼师必须具备的技能，有时候性子比较急的教师在交流时会缺少耐心，无法和家长之间搭起一个信任的桥梁。只有当双方温和、坦诚地交流时，才能共同解决育儿中的一些难题。

幼儿教师的性格中要有负责和担当。职场中流行这样一句话：态度决定心态，细节决定成败。任何人做任何事情，认真踏实、负责担当都是很重要的品质，是成功路上的厚重筹码。尤其像幼师这份职业，需要更多的细心和责任心来面对一群好奇心极强、精力超级旺盛的孩子。

幼儿教师的性格中要充满"童趣"。想要和孩子相处融洽、交流顺畅，就要融入他们的世界中。当幼师的性格中满含"童趣"时，幼师就能蹲下身来平视幼儿，能时时处处事事站在儿童的角度去看待问题和思考问题，真正地探索出孩子需要什么，该用什么方法帮助儿童，从而使孩子在幼儿园得到更全面的发展，引导孩子塑造良好的品格。

随着素质教育理念的不断深入，社会对于个体发展的要求越来越全面。在幼儿教育阶段，教师良好的性格培养不仅有利于帮助他们认真负责地投入工作中，内心强大地面对日常的困难，还能让儿童在幼儿园快乐成长，养成好习惯，为进入小学打好基础。同时，良好的性格更有利于教师培养儿童的自我探索能力，在一日活动中深入贯彻素质教育。

3. 能感受到职业的快乐

教师在选择职业之初，可能对职业的需求和未来的发展是比较迷茫的，但在上岗前系统、专业的学习中将会逐渐加深对未来即将从事的工作的了解。从迈入职场到体会到快乐是有一个过程的，而在教育他人中能产生和给予许多种快乐。教师这个岗位应该是这样的，它能接纳轻松愉快的心情又能包容严肃认真的思想。这虽然是一份谋生的工作，但教师应学会从中体验快乐，持久保持快乐。

首先，幼儿教师的快乐源自职业性质的神圣。身处一线的幼儿教师除了教育教学任务外，每天还须应付各种检查、培训。繁忙的工作和一直存在的巨大压力加重了幼师的职业倦怠，加之近些年幼教行业出现的负面新闻，让这个职业受到了大众的质疑和指责，这些对幼儿教师而言都是让幸福感下降的因素，在这样的环境下自身对职业的看法就尤为重要了。

教师这个职业是从孔子开始的，已经历经了几千年了。孟子曾说过："君子有三乐，而王天下不与存焉。父母俱存，兄弟无故，一乐也；仰不愧于天，俯不怍于人，二乐也；得天下英才而教育之，三乐也。"其中提到的第三乐就是得到天下优秀的人才进行教育。这阐述了有机会将人培养成栋梁是教师最大的价值体现和社会贡献，体现了教育的重要和教师的重要。

国家越来越重视教育，这是社会进步的标志；家庭越来越重视教育，这是文明进步的标志。任何时候教育都是国家的命脉，是文化传承的保证。都说孩子是祖国的未来，幼儿教师每天都和未来建设社会主义强国的中坚力量相处在一起，用自己的学识教育他们，用自己的人格感化他们，这绝对是一个神圣高尚的职业，是一份值得去快乐面对的工作。

其次，幼儿教师的快乐源自工作对象的天真烂漫。孩子是祖国的未来、家庭的希望，他们的无忧无虑往往能给旁人带来很多欢乐。在孩子的眼里，老师是除了父母之外最值得信赖的大人，从早上入园的"老师好"到下午离园的"老师再见"，他们会和老师分享美食和开心的事情，每天都将甜美的笑容带来幼儿园，这不就是这份职业的独特快乐吗？

最后，幼儿教师的快乐还源自生命品质的充沛。教师虽然是一种职业，但这个职业最大的意义就在于所产生的深远影响。因为喜欢所以选择这个职业，因为热爱所以坚守，在多彩的世界中对教育事业对幼儿始终保持初心，从朝气蓬勃的青年到两鬓斑白的老年，一批批孩子走向小学走向更广阔的天地，待到桃李满天下之时，那种快乐和幸福感是无与伦比的。

四、幼儿教师的职业心理压力

（一）幼儿教师职业压力概述

压力指的是个人与环境之间的一种特殊关系。当环境对人的要求超过了个人能力承受的范围，并造成心理平衡失调，影响到正常生活步调的和谐时，就会产生压力。压力展现的是一种不平衡的状态，表现的是个体无法应对当前的工作或者某个事件。压力并不一定是负面的，职场中每一个人都会遇到压力，当学会自我调适，把压力看作自我发展的机会和契机，鼓励自己在压力中成长时，压力就会转化成动力。但是当压力程度超过自身应对能力时，警报就会拉响。

教师的职业心理压力，指的是教师因为工作上的原因导致神经紧张、身心过度疲劳、挫折、抑郁、郁闷等消极的、不愉快的情绪体验。而幼儿教师职业心理压力是指幼儿教师身处幼儿教育工作中，在面对工作环境、工作任务等外部刺激时表现出的负荷过重无法应对的主观感受状态。这种压力不是突然而来，是长时间的累积，它与教师的工作量、工作时长、个人工作能力水平有很大的关系。

（二）幼儿教师职业心理压力来源

1. 时代的挑战

2018 年 9 月 10 日，习近平总书记在全国教育大会上指出，教师是人类灵魂的工程师，是人类文明的传承者，承载着传播知识、传播思想、传播真理，塑造灵魂、塑造生命、塑造新人的时代重任。这是习近平总书记对教师的赞誉，同时也体现了时代对教师这个职业的期许。

时代希望教师能够对教育事业时刻保持热情和激情，对待儿童有爱心有耐心，富有同情心；要能以儿童为中心，不断学习和吸纳最前沿的教育理念，不断改进教学手段和方式；要有包容心，能接纳儿童的不足并耐心地帮助其改正，助其成长。

在时代发展大潮下，教师必须根据现实对职业规划进行及时调整，还需要用强大的心态和应对能力坦然地面对更多不可预测的挑战。

2. 现代教育发展的挑战

教育部学校规划建设发展中心主任陈锋在"聚焦 2035 中国教育"教育现代化智库论坛的发言中指出，"中国教育现代化 2035"面临三方面挑战：一是中国特色社会主义进入新时代，对国民素质、人才支撑提出新要求；二是不断加速的科技革命和工业革命对教育变革提出新任务；三是社会主要矛盾转化为教育发展赋予新使命。针对幼儿教师的具体挑战有以下两个方面：

（1）应试教育向素质教育转变

不管是古代的科举制度还是如今的考试制度，都帮助国家选拔了一批批优秀的人才，其作用是不可磨灭的。但在全面发展人才的需求下，仅仅用试卷的高分来选拔人才是远远达不到社会需求的，以应付考试为目的的学习，让学习变得功利，出现了"高分低能"的学生。

（2）将阶段教育转化为终身教育

信息化社会的迅速发展、经济水平文化素养的普遍提高、现代教育模式的迅速更新，都使得传统单一的学校教育无法彻底满足人类社会的需要。信息更新迅速、获取知识的途径便捷发达、快节奏的工作生活，这些都使得人们必须不断地更新自己的知识库，学习更多的技能，倘若停滞不前，必将与快节奏社会脱节，最终被淘汰。因此，终身教育成为必然。所以，为了让教师更好地、更快地适应时代要求，师范院校要制定好相应的课程规划以及培养方案，在入职前要重视职前培养，入职后重视职后培训。让继续教育成为当代教师的必要任务和必然要求。

3. 教育对象的挑战

当代幼儿生活在一个全球化、信息化、多元化的时代，与以前的幼儿相比具有较强的自主能力、创新意识和多元化思维方式。当代幼儿与以前的幼儿在各方面都有很大的不同，主要表现在以下三个方面：

（1）认识能力

以前的幼儿由于接触到较少的信息和知识，具有较狭窄的视野和较浅显的理解，主要依靠听说和记忆获取和处理信息，表现出较低的认知能力。而当代幼儿由于能接触到更多的信息和知识，具有更广阔的视野和更深入的理解，能够运用多种方式获取和处理信息，表现出较高的认知能力。

（2）创造表达

以前的幼儿由于受到规范教育的约束和压抑，具有较弱的探索精神和创造欲望，主要依靠模仿和重复表达自己的想法和感受，表现出较低的创造力。当代幼儿由于受到创新教育和素质教育的鼓励和引导，具有更强烈的探索精神和创造欲望，能够运用多种形式和语言表达自己的想法和感受，表现出较高的创造力。

（3）情感态度

以前的幼儿由于受到单一文化和价值观的影响，具有较保守的心态和较排斥的态度，往往难以接受自己和他人的差异和选择，表现出较低的情感素养。当代幼儿由于受到多元文化和价值观的影响，具有更开放的心态和更包容的态度，能够尊重自己和他人的差异和选择，表现出较高的情感素养。

教师的心理状态很重要，积极健康的心理状态能让教师主动投入工作，发挥自身潜能，创作更多的工作价值，取得良好的教学成果。从古至今，教师一直都是被歌颂的对象，教师奉献着、辛勤工作着，但人们常常会忽略掉教师巨大的工作压力。这进一步引发了一些教师职业适应问题：

一是价值失落感。随着市场经济的飞速发展，人们对于生活标准和物质条件的需求较以前有了很大的提高。伴随互联网的崛起，各种"赚快钱""赚热钱"的方式如雨后春笋般冒出来，人们的价值观受到了强烈的冲击。对于教师行业，"稳定"也意味着收入水平多年如一日，没有太大提升，而且幼儿教师的收入水平常年保持在较低的水平，这些因素对幼儿教师队伍能一直坚守人文精神是个很大的考验，很大程度上影响到幼儿教师投入工作时的热情和激情。如果教师不能做到积极主动地工作，而是被动接受任务，那么他们对待幼儿的态度就是敷衍的，这是对孩子、家长和教育事业的不负责任的行为。

二是自信心丧失。现如今，随着社会的蓬勃发展、经济的高速发展、国民素质的整体提高，社会和家长对幼儿教师工作能力的要求也日益提高，这些要求主要体现在师德、专业知识和专业能力三个方面。幼儿教师还要具有及时沟通学生情况、加强家庭教育指导、用好社会育人资源等协同育人能力。

种种要求的提高，导致幼儿教师在工作中常常处于高压环境下，在照顾幼儿时常常神经紧绷。长此以往，幼儿教师的心理压力无疑是非常大的。一些负面事件和新闻也让一些家长对幼儿教师产生不信任。如此一来，幼儿教师在教学过程中倍感压力，且自信心丧失，最终丧失教学热情。

三是适应不良。教师在所有职业中属于比较稳定的职业，但在工作性质、工资收入、投入产出等方面，与其他职业有着较大差距。在教师心理治疗案例中，近一半的教师都面临着适应性问题，适应不良到一定程度就会逐渐形成职业倦怠。

面对教师行业的变革和挑战，必须重新调整教育体制，培养高素质高质量的教师人才，进一步扩大教师队伍。综上所述，不同时期、不同时代存在着不同的教育体制，教师也面临着不同的问题，因此教师必须顺应历史潮流，适应时代的发展与要求。教师教育的最终目标是培养高素质高质量的教师人才，建设扩大教师队伍。教师教育是推进素质教育、提升全民素质的重要保证。教师所面对的问题是全面实施素质教育过程中的重要问题，需要尽快解决，教师行业的变革和挑战将对教师行业带来较大影响。

（三）幼儿教师职业压力过大的消极作用

压力并不是坏事，当压力激发了个体的内在动力和潜力的时候，就会起到积极的作用，不仅能提高工作效率，还能帮助个体保持较高的工作活力。但教师因压力过大表现出来的消极面则会影响教师本人、幼儿和幼儿园。

从教师本人的角度出发，因工作带来的繁重压力及衍生的不良心理状态直接影响日常教学活动的顺利开展，尤其当压力存在时间过长又没有及时有效缓解时，可能将无法胜任工作。因为心理上的压力往往会转化为身体上的不适，比如内分泌失调、失眠、头痛、心律不齐等，同时也会伴随紧张、焦虑、容易动怒、敏感等心理不适。这些压力如果长期存在得不到释放，将会造成教师的职业倦怠，使教师丧失对工作的兴趣和热情，对幼儿园的工作反应不积极，从而无法获得工作带来的成就感，取而代之的是无助与失落。不少研究表明，职场中长期持续的压力会严重损害教师的身心健康，直接影响教育教学质量，更严重的则是影响幼儿健康人格的发展。

从幼儿的角度出发，当他们面对的教师正处于因高压带来的焦虑、烦躁状态时，势必会让幼儿感到不自在，因为孩子对外界表现出来的情绪是敏感的，他们能感受到这种情绪后面的意义。当幼儿长期面对这样的老师时，将严重影响自身良好个性的形成，且无法在幼儿园获得很好的体验。

从幼儿园的角度出发，教师因工作压力大带来的对幼儿园管理的负面影响一般表现为工作不积极，经常迟到、早退、请假或者突然离职，尤其在学期中突然辞职会给幼儿园管理带来很大影响，不仅会带来教学的不便，更会引起家长对幼儿园的不满情绪，影响幼儿园的声誉。

五、幼儿教师职业心理压力的应对

幼儿教师职业压力大是有目共睹的，长时间处于高压状态下的教师会产生职业倦怠感。当问题出现时要及时应对，在还未出现时要积极预防，可以从以下几个方面来应对：

（一）从幼儿园教师自身出发的应对策略

1. 客观看待自己，用正面态度面对职业心理压力

随着国家对幼教的重视，现有不少培养幼教师资的大中专院校。在走向社会前，准教师要接受全面的理论和实操的学习；在入职前，也会参加由幼儿园和教育部门组织的各种培训，学习科学的教育观、儿童观、师幼观，形成对儿童、对幼儿教育的准确认识。那么在学习过程中，教师自己要对幼教有正确和积极的认识，不能将关注点放在负面新闻上，要用积极乐观的态度迎接即将开展的工作。在学习和正式上

岗前，要能清晰评价自己的优点和缺点，正确看待自身的不足，对职业发展建立合理的期望值，进行符合实际的职业规划。同时不要惧怕工作的压力，要将压力化为动力，变被动为主动。

2. 主动提升专业技能，以更好适应工作需要

我们在岗位上的底气很大程度来源于自身强大的专业水平，当我们的能力能完全胜任工作时，职业压力会明显降低，压力的根源是不自信，不自信的根源是实力不够。很多情况下出现职业倦怠，是一种对自己能力不确定的表现。随着家长文化层次的提升，大众对幼儿行业的要求也更高了，更多幼儿园开始招聘高学历幼儿教师，所以幼儿园对高学历教师的理论素养和专业实力期望值更高。那么，在学历层次参差不齐的行业中，为了不被淘汰，教师就要经常为自己"补充能量"，让工作更加得心应手，努力成为行业的精英。

3. 学会自我调节职业心理压力

职业心理压力其实是所有职场人士都会面临的压力，这种压力表面上看源于工作等外部环境，但心理压力的产生和解决很大程度上依靠的是自己。所以幼儿教师首先要学会自己去缓解和释放压力，不要让负面情绪持续堆积，造成自己内心的压抑，一旦将压抑的情绪传递给同事、幼儿和家长，就会影响到人际关系，从而增加一个心理压力的来源。当自身觉得压力无法缓解的时候，就要掌握一些基本的心理调适

技能与合理宣泄负面情绪的方法。教师可根据自己的喜好来调节和释放压力，如下班后进行体育锻炼，或者约上三五好友聚会等，来舒缓职业带来的心理压力。

（二）从管理者出发的应对策略

1. 管理水平和模式要与时俱进

良好的工作氛围能够让教师身心愉悦地走入每日工作中，而工作氛围的创设与管理层有着莫大的关系。虽然一个幼儿园必须有严格的制度对教师进行管理和考核，但是制度之外是需要人文关怀的，教师和领导都是一样的普通人，领导不能总想着凌驾于教师之上，不能随意批评和指责教师。管理者要多学习先进的团队管理理念，提升管理水平，在日常工作中以教师、幼儿为本，要设身处地为教师着想，创设信任、宽松、和谐的工作环境，让教师能够抛开顾虑，朝气蓬勃地投入各项教育教学活动中。

2. 创设高效的工作环境

幼儿园教师的职业压力有的来自幼儿，有的来自家长，更多的是来自各种检查和评比。幼儿园和上级教育部门的评比不做或者做不好都会影响教师年底的考核、福利，甚至职称的晋升，所以教师在极不情愿的情况下不得不去面对一个个检查。

管理者不能袖手旁观，不能只提出要求而不顾教师的难处和诉求。管理者应该规划好每学期的各项检查和评比，合理安排时间间隔，尽量不与幼儿园的其他活动相冲突。上级安排的检查最好和本园的各项检查活动同步，方便老师们准备材料。突击式的检查和评比尽量少搞，最好是将检查和评比融入幼儿园的日常教学管理工作中，让教师在一日工作中完成。此外，检查评比制度、评价体系应该合理公平，管理层要在完成必需的检查之余为教师减负而非增压。

3. 帮助教师提升自我

幼儿园的教师流动性较大，除了待遇方面的原因外，还与教师在忙碌的工作中逐渐迷茫，看不到个人发展目标有关，这也是更重要的方面。管理层不能只对教师提出要求，而要帮助他们不断提升，包括提升理论知识、提升人际交往技巧、提升专业能力等；并且要帮助提高教师心理健康知识储备，需要的时候为教师提供专业心理咨询和辅导。幼儿园可以根据本园的实际情况，定期举行一些心理健康知识的讲座与培训，提高教师心理保健知识的储备量，增强教师主动应对职业压力的能力。当发现有教师出现了心理压力较大的情况时，要积极联系专业的心理辅导和咨询机构为教师提供服务。

（三）从社会出发的应对策略

1. 提高幼儿教师的社会地位

教师的"社会地位"包括教师的政治地位、经济地位和观念（社会价值与形象）地位，这几个方面缺一不可。目前就业形势很严峻，2023 届全国普通高校毕业生规模约 1158 万人，同比增加了 82 万人。大量大学生涌向社会，而政府能够提供的正式编制的岗位极其少，所以幼儿教师队伍以民办教师和公办幼儿园合同制教师为主体，真正有国家或政府人事编制的教师并不多。幼儿园有编和无编教师，无论是在待遇还是发展机会上都存在着差别，这让教师有着较强的危机感，对工作单位缺乏归属感。既然无编制教师在幼儿园干的活和有编制教师一样多，那么政府可以在无法提供更多编制的情况下，让非事业编制教师在进修培训、专业技术职称评聘、表彰评比、教研科研活动、子女医疗统筹等方面，享有与在编教师同等的权利，在评优、年度考核、健康体检等方面向在编教师看齐。

当然，教师的社会地位问题，已经引起了国家的重视，比如 2018 年 10 月 25—26 日，幼儿园教师队伍建设工作研讨会在浙江杭州召开。这次会议的主要任务是深入学习贯彻全国教育大会精神，落实《中共中央国务院关于全面深化新时代教师队伍建设改革的意见》，认真分析研判新形势下幼儿园教师队伍建设面临的新挑战和新任务，进一步推进幼儿园教师队伍建设改革，以更好服务国家学前教育事业改革发展。

党的十八大以来，我国学前教育发展驶入快车道，幼儿园教师队伍建设工作坚持以问题为导向，不断深化改革创新，在教师补充配备、培养培训、资格准入、管理改革、师德建设等方面取得了明显成效。但也要认识到，面对新形势、新任务、新要求，幼儿园教师队伍建设与党中央的要求还有很大差距，还不能很好地满足人民群众对优质学前教育的需求，所以政府部门要将办好学前教育视为民生工程。

2. 倡导大众尊敬幼儿教师，尊重幼教事业

必须承认的是，我国幼儿教师的素质确实存在高低不一、参差不齐的现象，尤其在农村幼儿园，教师上岗不看学历，甚至连教师资格证都不需要。没有接受过专门训练的幼师，若再遇上性格暴躁的，则很容易在顽皮的孩子面前失控。如今网络发达，教师的言行受到大众的审视，当公众看到教师虐待孩子的视频时，在不良分子的舆论引导下，会将整个幼教行业的教师都视为"坏人"。基于这种情况，政府应该推动加强尊重幼儿教育、幼儿教师的宣传教育，在社会提倡尊师重教。如果教师获得不了尊严，那么教育是没有未来的。政府可以通过宣传片、小视频等形式让广大民众了解幼儿教师工作的艰辛，提高普通民众对幼儿教师身心健康和职业现象的认识，主动把幼儿教师放到一个较高的社会地位；引导社会大众客观评价幼儿教师工作的是与非，多宣传幼儿教师的正面形象，为幼儿教师的发展创造较为宽松的社会舆论环境。

第二节 | 幼儿教师的人格心理

19 世纪俄国教育家乌申斯基曾说过："教师的人格对于年轻的心灵来说，是任何东西都不能代替的有益于发展的阳光，教育者的人格是教育事业的一切。只有人格才能影响人格的形成和发展。因此，教师健全而高尚的人格是教育的基础。"

一、人格的含义

英国心理学家艾森克（H. J. Eysenck）给人格下了一个较完整的定义：人格是人所具有的，相对来说较为稳定的特质。它可由外因激发或促成，是生理冲动、社会环境及自然环境之间相互作用的产物。人格通常指的是情感—意志的特定品质、情操、态度、心理状况、无意识机制、兴趣和理想，它们能确定人的特性或特有的行为和思想。从这个定义能够看出人格包含了两个因素：独立的、稳定的。

人格是一种个性特征，它是稳定的，因为人不可能今天这种人格，明天又换成另一种人格。且每个人都有自己的个性特点，因此人格是独立且独特的。身为一名幼儿教师，首要的是拥有健全的人格。健全人格最简单的定义就是人格的正常和谐的发展，主要包含以下三个方面：

（一）良好的人际关系

有着健全人格的人，往往心胸开阔，不斤斤计较，不会陷入死胡同，懂得尊重自己和尊重他人。面对不同的人际交往对象能表现出恰当的态度，面对强者不自卑，面对弱者不自傲，让人觉得很舒服。

（二）稳定的情绪和心态

有着健全人格的人，具有积极向上的人生态度和健康的人生观、世界观、价值观。无论遇到多大的困难，都能淡定自如地面对。他的内在是充盈而自信的，不攀比不嫉妒，能够自我控制，调节好内心世界与外部世界的关系，保持内心世界和谐一致。这是人格内在统一性的表现。

（三）个人潜力的实现

人格健全者对未来的成就充满希望。这种成就动机和能力相结合，就会激发出巨大的创造力。这种创造给生活带来欢乐，激发兴趣，维持动机，从而形成良性循环。

二、幼儿教师应具备的人格

在教育教学中，幼儿教师会形成其职业所需的特有人格特征，具有这些良好特征的教师，也能影响幼儿的人格健全发展。一名幼儿教师应该具备这些人格特征：

（一）成熟的自我评价

拥有健全人格的人应该是能够准确评价自己的人，清楚自己的实际状况与能力水平，作为幼师，则应在客观了解自己的基础上，实事求是地自我分析，形成主观自我与客观自我相统一的自我形象。教师能够充分发挥主观能动性，以积极的态度调整自我感受、自我情绪以及自我价值，最终形成自尊、自爱、自强、自信等优秀心理品质。教师在教学工作中有着强烈的责任心和责任感，沉浸式地全身心地将自己投入教育事业中，对于自己所从事的教育工作充满自豪感、荣誉感和认同感。在自我要求上，教师能够常常有效地进行自我监督；对于外界的诱惑，能够做到自觉抵制，主动远离各种不利因素和影响，时刻保持清醒，使自己的行为和情绪在可控范围内。教师还应该体现"吾日三省吾身"的优良习惯，将自我批评、自我反省这两点运用到社会交往和人际交往中，不断提升自我，向着成为更好的教师迈进。

（二）高尚的品德

著名教育家徐特立说过："教师的工作不只局限于教书，更应在于育人，教师既是经师，也是人师。"这阐明了教师不仅要传授知识，还要教学生如何做人，而教师则是学生道德品质的榜样。教师在和幼儿相处的过程中，必须非常注重自身的言行对儿童产生的潜移默化的影响。教师只有用高标准严格要求自己，有崇高的教育理想，模范地遵守各项准则，才能向儿童展现规范的行为标准。试问一个经常迟到的老师，如何能教出守时的孩子呢？因此教师的高尚品德不仅仅是完善个人的修养，也是在教育儿童。

（三）发自内心的关心和尊重

幼儿是教师的工作对象，爱儿童，不仅是开展教育的前提，也是身为幼儿教师必须具有的基本职业道德行为规范。对孩子的爱是幼儿教师特有的职业情感，这种情感没有血缘关系，也不是源于老师的个人需要，而是源于教师对幼儿教育事业的无限热爱。从选择从事教师职业开始，教师便承担着和家庭共同教育幼儿的责任。教师对儿童的关爱，是不同于母爱的另一种宽广和深刻的爱。

（四）刻苦钻研，富有创造力

著名教育家叶圣陶曾指出："教师对自己从事的教学工作抱什么态度，对掌握业务专门知识抱什么态度，这也是师德问题。"这要求教师要从师德的高度来认识业务水平的重要性，来严格要求自己。幼儿园阶段，教师的传授是幼儿获取知识的主要途径，如果教师不熟悉《幼儿园教育指导纲要（试行）》，不能深刻领悟《3—6岁儿童学习与发展指南》，不钻研幼儿教育方法，那么他就无法顺利开展幼儿园的各项常规活动，无法让幼儿在活动中有所学有所得。特别在科学技术迅猛发展的今天，知识更新日新月异，教师肩上承担的传授知识的任务更重了。教师只有热爱科学、认真学习、刻苦钻研，不断地丰富和提高自己，才能真正担负起传播知识的重大职责。

同时，教育不是一成不变的，随着改革的不断推进，"创新"成为现代教育对教师的新要求。教师的教育和教学工作是一种独立性较强的工作，工作的进行需要他们独自控制。而且教师的工作对象是正在成长的幼儿，对他们的培养没有固定的模式，这更需要教师通过自己创造性的工作促进幼儿的发展。因此，富有创新精神的教师总是表现出创造性的教育行为，积极探索，永不满足。

（五）具有强烈的责任心

一名教师强烈的责任心一般表现为：在各项工作中认真负责，严格要求自己也严格要求学生，把自己的全部精力都投入教育和教学工作中。瑞安斯（D. G. Ryans）的研究表明，有激励作用、生动活泼、富于想象并热衷于自己专业的教师，其教学工作较为成功，学生的行为更富于建设性。因为他们的工作动机不是为了应付上级的检查，而是为了促进学生的全面发展和健康成长。幼儿教师强烈的责任心是与他们对幼儿教育工作意义的认识和自己肩负的责任分不开的，只有明确意识到自己肩负的重大责任与幼教工作的神圣与崇高，才能产生强烈的责任心。

（六）具有积极健康的情绪

积极健康的情绪是教师心理健康的重要标志。积极的情绪状态不仅是推动幼儿教师工作的重要动力，还是感染和影响育儿的重要情感因素。教师积极健康的情绪主要表现在对教育事业的热爱、对幼儿的热爱、对所教专业的热爱三个方面。

（七）具有良好的品格和性格

幼儿教师良好的品格和性格主要表现在以下五个方面：

1. 公正无私

幼儿教师在工作中不以个人的好恶、私利来对待幼儿，而是公正地对待每一个孩子。

2. 谦虚诚实

教师既要客观地分析自己的优缺点，又要虚心地向他人学习。

3. 活泼开朗

活泼开朗是一个人精力充沛、心胸豁达、充满活力的表现。幼儿教师要保持乐观开朗的性格，以积极饱满的情绪去从事教育教学工作；以活泼开朗的性格去感染每一个幼儿，培养幼儿积极向上、乐观开朗的性格。

4. 独立善断

这是教师良好性格的意志特征。教师在复杂的工作中应做到不偏听偏信、不人云亦云，即使在紧急和困难的条件下也不惊慌失措，仍然能发挥自己较强的工作和独立善断的能力。

5. 自律自制

教师要对自己的言行有高度的自律性，对自己的情绪冲动有较强的控制能力。自制能力也是教师良好品格和意志特征的表现。

三、幼儿教师的人格魅力

幼儿教育的关键在于教师。教师的人格直接影响着幼儿的行为和他们的身心发展与成长，甚至会影响到整体教育的成效。教师在幼儿心中的形象是威严的、充满威信的，幼儿会暗暗模仿教师的动作、说话方式等，因为教师的行为和品德被幼儿看作衡量自己的标准和典范。因为幼儿和教师相处的时间很长，所以教师对幼儿的影响不仅是生活，也有人格的形成。现在国家不断强调教师队伍的师德师风建设，就是因为教师的工作是以人格塑造人格的。在教育中，所有的一切都应该是建立在教师健康人格基础上的，如果教师无法对幼儿的人格形成直接的影响，那么就不可能开展真正的深层次的教育工作。教师的良好人格就是最正确的教育，彰显着教育的力量。抛开教师的人格只追求学生人格养成是不切实际的，教师的人格对学生的影响是巨大而深刻的。因此，教师应不断提高自身的整体素质，不断完善自我，努力使自己成为学生的表率。

在家庭教育中，学校一直倡导家长要情绪稳定，因为孩子的情绪波动往往会受到周边成年人的影响。在幼儿园教育中，如果教师的情绪不够稳定，总是无法控制自己大吼大叫，甚至大发雷霆，会给幼儿带来负面的情绪影响。我们在幼儿园的日常活动中不难发现，一个班级的老师如果性格温和，处事不急不慌，那么班级的孩子也会表现出同样的风格。孩子们发生冲突时，不会用大吵大哭来解决问题，他们能够在教师的引导下，发现自己在和小伙伴相处时存在的问题，并能很快握手言和。

四、幼儿教师不良人格的表现

现如今教师成了"高危"职业，社会、学校、家长和孩子都对教师有较高的期望，这种期望有时候能成为教师自我发展和人格塑造的动力，但当期望超过了教师的承受力时，可能就会成为教师前进的阻力。当面临过高的要求和压力时，教师可能会展现出一些不良的人格特征。

（一）不能尊重幼儿

对待幼儿表现出的错误，不做了解，直接用自己的主观猜测定论，甚至在批评幼儿时使用嘲讽的语气和言语。

（二）缺乏爱心

有爱心是各级教师都要具备的基本品质，因为只有心中有爱，才能热爱教育事业，才能做到爱护幼儿。如果教师缺乏爱心，则会非常冷漠，很难耐心地倾听幼儿的需求，也难以对幼儿的诉求做出合理的安排。

（三）心生抱怨

人人都有不顺心的时候，都会面临各种压力，如果不能有效控制自己的负面情绪，经常将其毫无保留地传递给身边的人，则会让旁人一起情绪低落。如果一名幼师总是将对生活、家庭、孩子、工作等的不满和怨言都宣泄给幼儿，是无法在孩子面前树立坚强、勇敢、坚定的正确形象的。

（四）情绪控制差

稳定的情绪不仅能让自己平和地面对挫折和困难，也能让周边的人有安全感。在幼儿性格养成的关键时期，身边经常相处的成年人是否具有良好的情绪控制能力，对孩子而言非常重要。

（五）贪图名利

教师是一个辛苦而又清贫的职业，是需要奉献、不计较得失的职业。一旦选择做教师，就要能够不追求名利，默默付出。当教师不甘于现状，希望通过班级的孩子去谋取名和利时，也就失去了教育的初心，从而无法立足于教育行业。

（六）不求上进

如果幼儿教师缺乏毅力，则容易满足于现状，不思进取，总是和不如自己的同事、同行比较，认为自己已经足够优秀无须进步了。这样的行为容易让教师不去积极主动学习新理念、提升专业水平，容易让他们的教学观念停留在陈旧的地步，从而影响幼儿接受全新理念的熏陶。

（七）体罚与变相体罚

幼儿是发展中的人，教师应该准许他们犯错，不能用成人的标准要求孩子。发现错误时要及时指出来，并耐心帮助他们改正，而不是武断地用体罚或者变相体罚的方式解决问题。要让幼儿从内心深处认识到自己的问题，就要用温和且充满爱的方式来对待，体罚能够让孩子立即停止错误的行为，但并不能让他们真正认识错误的根源，很有可能没过多久又会犯同样的错误。教师要把"让师爱的阳光照进每个孩子的心扉"作为自己工作的座右铭，并注意努力淡化"师爱"的功利性，浓化"师爱"的亲情感，在师幼交往中，根据不同的对象给幼儿以不同的"师爱"，让幼儿真正感受到一个教师出自肺腑的"爱之温馨"。

五、幼儿教师的人格心理塑造

教育是一场马拉松，路途遥远，中间可能会遇到各种意想不到的困难，但教师作为领跑者要坚定地在队伍最前方引领方向。有人将教师分了等级：一等教师知识渊博，品德高尚，拥有最前沿的教育理念；二等教师对自己的要求就是把知识和本领传授出去；三等教师教育教学能力一般，但是热爱教育和孩子；四等教师则是能力一般又不热爱本职工作。幼儿教师要成为塑造幼儿健康人格的教育者，就必须积极培养和塑造自身的人格，以健康、成熟的人去造就发展幼儿的人格。

（一）要爱幼儿

苏霍姆林斯基把爱作为打开儿童心灵、理解教育奥秘的钥匙，他的座右铭就是："把整个心灵献给孩子。"陶行知曾说："真教育是心心相印的活动。唯独从心里发出来的，才能打到心的深处。"这些都表明了对教师而言，热爱所教育对象的意义和重要性。当幼儿能深切感受到老师的爱时，他们就能轻松愉悦地走进幼儿园，加入快乐的感受和体验中去；反之，幼儿园将是孩子每天早上抗拒踏足的地方，就算被家长强行放到班级中，也很难在一天的幼儿园生活中感受到美好。

（二）要尊重幼儿

教师要承认每个幼儿的尊严和人格是平等的，要像对待真正的人那样去欣赏他、认可他，耐心聆听他的想法和意见，接纳他的优缺点，能共情他的感受。被尊重是任何人的内心基本需求，也是幼儿向教师靠近的动力。幼儿教育要以孩子为本，就是要从孩子的角度出发，尊重他们的人格。尊重幼儿是教师教育环节的基本态度，说明教师能够包容孩子的一切问题，愿意接受不同个体之间的差异，能够用平常心对待每一个幼儿，懂得如何无条件接纳，能站在幼儿的角度思考问题。身为幼儿教师，要清楚地知道，幼儿是有权利按照自己的思维去思考问题的，是有权利按照喜欢的方式去长大的，他们不可能事事都如家长和教师的意。当幼儿感受到教师的尊重时，他就会觉得自己是一个有价值的人，一个有无限前途的人，在这种积极动力的刺激和鼓励下，他将会不断追求更大的进步，并逐步形成健康的人格。

（三）要建立健康的师幼关系

良好的师幼关系对幼儿认知、情感、心理健康等方面的发展有着积极的影响，是保证教育活动顺利开展的重要条件。幼儿教师要想做好幼教工作，不仅要有扎实的专业知识与技能技巧，还要重视与幼儿关系的培养和建立。只有这样，才能使幼教工作顺利展开，使幼儿主动地接受教师的教导。在实际情况中，教师往往是活动中的主导，无形中形成了一种支配者的感觉，而幼儿处于被动的接受地位。当教育活动没有达到预想的效果时，有的教师不能从自身查找问题，习惯性地在孩子身上找原因，认为是孩子接受能力差、不遵守纪律等造成了这个结果。这种传统的充满权威性的角色支配，会影响正常师幼关系的形成和建立，也会影响幼儿的人格健全发展。所以幼儿教师一定要去探索适合自己班级幼儿的健康向上的师幼关系，以促进全体幼儿的心理和人格健康发展。

第三节 | 幼儿教师的人际心理

人并非独居动物，在社会中也不是孤立存在的，人与人有着千丝万缕的关系，人与社会有着紧密的联系，语言、交谈、行为、思想都是构建起人与人、人与社会相交往的桥梁，这种联系和交往就称之为人际交往。人的生活、工作、感情、思想都会影响人的人际交往，每个人都有不同的成长背景，不同成长背景的人会形成自己独特的思想、个性、态度、价值观以及行为习惯。中国历来有"礼仪之邦"的称号，从古至今人际交往都是极其受重视的问题，从个人层面的"己所不欲，勿施于人"到国家层面的"亲仁善邻，国之宝也"，无不体现着中华儿女对人际交往的重视程度。当今社会，人际交往关系更被看作检验一个人心理是否健康的重要标准。对于幼儿教师而言，其人际交往关系主要有与家长的关系、同事关系、朋友关系、家人关系，这些关系处理的成功与否，直接关系着幼师的身心健康程度。

一、什么是人际关系？

人际关系这一概念使用范围很广，在学术界，不同的学科领域都对人际关系进行了不同角度的解释。心理学研究的人际关系主要是指人与人之间通过社会交往建立起来的较为稳定的一种心理联系，它直接反映人与人之间的心理距离是亲近还是疏远，同时也表示着人与人之间的亲密性、和谐性、融洽性的水平和程度。

在社会的大熔炉中，人以一个社会成员的角色生活在社会中，每个人都需要进行不同的人际交往。在生活中，每个人都需要与身边的人建立各种各样的人际关系，例如夫妻关系、亲子关系、婆媳关系、兄弟关系、姐妹关系、朋友关系、同事关系、师生关系、上下级关系、供需关系、买卖关系等，这些关系中又包含了血缘关系、经济关系、政治关系、工作关系等，尽管这些关系并不是心理学角度真正意义上的人际关系，但是研究心理学方面的人际关系必须以社会学方面的人际关系为基础。心理学所要研究的人际关系，应该是建立在社会学人际关系之上，研究人与人之间在情感、认知等心理情绪的基础上表现出的不同距离感的心理联系。

二、人际交往的原则

（一）尊重原则

被尊重，是人非常需要的情感体验。当自己感受到尊重时，是愿意放下戒备去真诚待人的。我们常说的尊重除了尊重他人，还有尊重自己。我们对他人的尊重包括了尊重他人的习惯、性格、兴趣、爱好等。而对自己的尊重则包括了爱护自己的形象，维护自己的社会地位和尊严。人和人之间的尊重是相互的，当我们尊重自己时，他人也会被我们身上散发的自信所吸引；当我们尊重别人时，别人自会"以礼相待"，给予我们认可和称赞。

（二）相互交换原则

这个世界上，除了父母会无条件接纳、包容和爱护我们外，和其他人的相处都是以相互重视与支持为基础的。如果想要得到他人的欣赏与喜欢，首先需要付出真心的欣赏。人际交往永远是双向互动、相互选择的过程。相互间在满足对方需要的同时，也能得到对方的回报，这种你来我往的交往才能长久存在。在人际交往过程中，既要考虑双方的共同需要，又要加强情感交流。

（三）平等原则

我们在与人相处和交往中首先要付出，自己先付出才能得到期望的回报。人际交往中最害怕的就是"不平等"，一方一味地索取，势必会造成双方的失衡，只有当交往双方的付出和回报一致时，关系才能够稳定地维持下去。遵循平等原则，要求在人际交往时做到一视同仁，不因为地位权力、家庭出身等方面因素而另眼相看。要做到平等待人，就要学会换位思考、将心比心，只有平等对待他人，别人才会平等对你。

（四）自我价值保护原则

人的内心往往只愿意接纳和靠近喜欢自己、欣赏自己和支持自己的人，而远离否定自己、贬低自己的人，这就是自我价值保护。自我价值保护原则的主要目的就是防止自我的价值受到他人的否定和贬低，也表明了自我价值的体现很大程度是建立在他人评价的基础上的。所以，想要在人际交往中获得成功，首先应该尊重别人的价值、自尊心。如果盛气凌人，或乱揭别人的伤痛，则会让人有一种无能感、自卑感、焦虑感，那么别人就会启动内在的心理防御机制，这种交往关系很快就会停止。因此，做人首先要从做好自己开始。

（五）信用原则

人要有信用才能立足于世，说出的话要信守，做出的事要有结果，这些都是在强调信用在人际交往中的重要性。每个人都需要与他人交往，而交往的基础就是相互信任。与他人交往时要真诚相对、友善热诚。要让别人信任你，首先要讲信用，要做到言出必行、言而有信；其次要相信别人，既要努力获得别人的信任，又要给予别人充分的信任；最后，不随便答应别人，一旦答应了，无论如何都要兑现，如果真的因为情况变化不能兑现的要及时说明原因，得到别人的理解。

（六）相互包容原则

无论处于人生哪个阶段，人都无法完全做到独来独往，所以包容、接纳、忍让是必备的相处要求。我们要对人宽容，要考虑他人的感受，要多换位思考为对方考虑。哪怕对方做了伤害我们的事情，如果对方确实是无意的，又没有触碰到我们的道德底线，那么尽量不要过于计较，以免影响到双方的感情。但是同时也要明白，矛盾和摩擦是不可避免的，这是人际交往的正常现象，所以与人为善、待人宽容、退一步海阔天空等都是处事的智慧，而不是懦弱。不要让自己陷入无关紧要的小矛盾中，要让自己有更多的时间去享受生活。

（七）真诚原则

真诚指的是真心实意、坦诚相待，以从心底感动他人而最终获得他人的信任。人与人之间的相处贵在坦诚，而不是尔虞我诈和算计。一个人只有真实、胸无城府地待人，才有可能获得真正的朋友。2013年10月，习近平总书记在访问印度尼西亚时指出："人与人交往在于言而有信，国与国相处讲究诚信为本。"2014年7月，习近平总书记在韩国国立首尔大学发表演讲，指出："以利相交，利尽则散；以势相交，势去则倾；惟以心相交，方成其久远。"由此可见，靠利益捆绑在一起的绝不是真朋友，当利益不在时往往就会鸡飞蛋打。当面对真诚的人时，人们会放下防备和疑惑，愿意主动交流和沟通，甚至与之分享较为隐私的话题，因为对方能够给自己带来心理上的强大安全感。当然，在与人相交时自己要把握好分寸，什么人适合深交，能够放心袒露心声，什么人只能淡淡而交，不能与之谈论过于私密的事情，这些都取决于对方的真诚程度。

三、幼儿教师主要的人际关系

（一）幼儿教师与同事

在人际交往中，人们能相互支持相互鼓励，得意时有人分享快乐，失意时有人分担悲伤。幼儿教师首先也是普通人，他们也渴望有幸福的家庭、成功的事业，这些都不是单枪匹马能完成的，同样需要建立在良好的人际关系之上。他们从早上入园起就要面对一系列重要且繁琐的工作，要处理好和同事、家长、领导、幼儿以及家人的各种关系。身为职场中人，和同事的关系决定着工作幸福感的高低。同事关系友好和谐，大家互帮互助，没有恶性的竞争和猜疑，能让幼儿教师在工作中保持轻松的心情，从而用稳定的情绪去面对幼儿和工作中的难题。

幼儿园的良好同事关系不仅能积极影响教师本人，还能投射给班级的幼儿。良好的人际关系需要自己去建立和创造，我们在与人交往时，不能寄予对方过高的期望值，因为不可能有和自己绝对合拍的人，只要有交往就会有出现矛盾和不一致的可能。良好关系建立的关键在于自己，所以幼儿教师要了解和清楚人际交往的心理规律，采用合理有效的方式，建立融洽、和谐、亲密的同事关系。

（二）幼儿教师与幼儿

儿童从降临到世上开始就与人打交道，在与身边成年人和伙伴的相处中建立起各种人际关系，也是在各种人际关系中学会如何和谐相处。在进入幼儿园之前，儿童的主要生活环境是家庭，亲子关系是孩子的第一种人际关系。入园后儿童接触到另一个新的环境，老师和幼儿成了朝夕相处的对象，这是儿童踏入社会的关键一步，幼儿和教师之间的关系对幼儿良好习惯养成、智力发育和社会性发展等都有直接的影响。在三年的幼儿园时光里，师幼间的良好关系是教育教学活动顺利开展的基础保障。

师幼关系是在教师和幼儿的互动中产生的，它存在于幼儿园一天的生活中。教师每天清晨微笑地迎接幼儿，白天带领幼儿参与各种有趣活动，耐心教导幼儿如何遵守规则，如何自己进餐、入睡，鼓励他们自己如厕洗手，这些都建立起了和谐温馨的师幼关系。反之，如果教师对幼儿冷漠，不耐烦，经常指责甚至体罚，那建立起来的就是紧张不安的师幼关系。

1. 师幼关系的特点

首先，师幼关系是平等的。虽然教师是长辈的年龄，但在幼儿园一日活动中，教师和孩子是在合作与互动中共同获得收获和发展的。平等是建立健康积极师幼关系的基础，幼儿不是成年人的附庸，在人格尊严上和教师处于同等地位。教师不能以长辈的身份不尊重幼儿，甚至侵犯幼儿的基本权利。

其次，师幼关系是互动关系。在教育教学活动中，教师和幼儿有着各自的任务，教师作为教育者，在开展活动前要制定详细的计划，从而有目的有步骤地有序开展；活动的实施需要幼儿配合，幼儿充满好奇心和探索心地积极参与、开心投入，才能让教学计划变得有意义。

最后，师幼关系是依恋关系。幼儿每周有 5 天时间都会和教师待在一起，教师在幼儿园扮演的是教育者和父母的双重角色，他们对孩子的关爱和教育，让二者之间建立了良好的情感依恋关系。

2. 和谐师幼关系的影响

让幼儿在幼儿园感受到爱和关怀，是吸引幼儿愿意前往的重要动力。良好的师幼关系能让幼儿有安全感，能让幼儿自信大方地参与到幼儿园的生活和游戏活动中，学会合作、分享、友爱、谦让等良好的行为品德，从而有效锻炼幼儿的社会交往能力。教师为幼儿营造轻松愉快的环境氛围，降低幼儿离开父母后的焦虑感和紧张感，能促使他们融入新的集体，积极参与和探索，有利于激发儿童的创造力。

（三）幼儿教师与家庭

家庭是社会的基本细胞。党的十八大以来，习近平总书记对家庭、家风建设有许多重要论述，立意高远、内涵丰富。习近平总书记在 2015 年春节团拜会上的讲话中指出："家庭是社会的基本细胞，是人生的第一所学校。不论时代发生多大变化，不论生活格局发生多大变化，我们都要重视家庭建设，注重家庭、注重家教、注重家风。"

家庭是最核心的社会组织，是社会最基本的细胞，还是人们最基本、最重要、最核心的精神家园。家庭关系与人的心理、情绪状态有着非常重要的关系，家庭成员相处融洽、相互扶持、相互关爱是人情绪稳定的最大保障。

幼儿教师以女性为主，社会对职场女性更加严苛，要能兼顾事业和家庭，但从另一方面来说，母亲的角色经验能更快融入幼儿教师的角色，她们被本能的母爱驱使，能更柔和更耐心地对待幼儿，能更加细致周到地照顾到幼儿的需求和发展。同时，她们肩负着家长和教师的双重身份，更容易从家长的角度看待问题，更理解家长的需求，也能够结合母亲的体验与家长交流孩子的教育问题，实现家园教育理念的一致。

四、幼儿教师的人际心理压力

（一）幼儿教师人际关系面临的主要问题

1. 和同事之间的人际关系问题

（1）竞争引发的问题

教师群体中第一种常见的人际关系问题是由竞争造成的。竞争，促使职场人不断努力，因为职场的竞争很大程度与奖金、名誉挂钩，直接影响着教师的个人利益。幼儿园教师的压力来源之一就是各类检查、评比和竞赛，为了激发教师的参与积极性，幼儿园会实施各种评比、考核、奖励的淘汰机制。这些机制如果激发的是良性的竞争，是能够提高教师的综合能力的；反之，很容易给教师带来心理压力，会使教师产生焦虑、烦躁、紧张、嫉妒等不良的情绪，从而影响同事间的交往。

（2）观念差异造成的问题

教师群体中第二种常见的人际关系问题是由不同的工作经历和观念造成的。如今，教育理念的更新是非常快的，在国家不断强调教育改革的背景下，持续学习是对教师的硬性要求。有的幼儿园将继续学习纳入必做工作之中，教师无论多忙，都要抽出时间提升自身。但有的老教师却明显放缓甚至停止了自我学习的脚步，他们始终停留在传统的教育思维模式中，所以在遇到需要团队共同完成的任务时，老一辈和年轻一代的教师就会发生观念上的冲突而出现矛盾。

（3）性格造成的问题

教师群体中第三种常见的人际关系问题主要是由不同的性格造成的。教师是一个需要较强语言表达能力的职业，在面对幼儿时，需要用孩子听得懂的方式表达教学的内容；在面对家长时，需要流畅地描述孩子在园的情况；在面对同事时，需要恰当地表达不同的观点。有些教师因为性格过于内向，容易羞怯和自卑，以至于在人际交往中不好意思说话或者不会说话，在与同事发生观念冲突的时候，不会用正确的方式表达，造成对方的误解，产生矛盾；或者因为不会说出自己的想法而造成自身的憋屈。

（4）好胜心和攀比心造成的问题

教师群体中第四种常见的人际关系问题主要是由过强的好胜心和攀比心造成的。信任是人与人相处的基石，但好胜心和攀比心会让人内心充满猜疑和忌妒。在社会关系中，忌妒心理常常会出现在同事关系里，教师行业也不例外。一位教师看到同年级另一位教师在某次竞赛中取得了优异成绩，便会产生忌妒心理；一位教师看到年纪相当的另一位教师被评为骨干教师，便会产生忌妒心理；一位教师看到刚参加工作的年轻教师受到领导赏识和重用，便会产生忌妒心理。忌妒无处不在，忌妒会危害正常的人际交往关系，忌妒会危害人的心理健康，忌妒会危害行业的进步和发展。

2. 和幼儿之间的人际关系问题

（1）双方地位的不平等而造成问题

幼儿教师在大学时都要学习儿童心理学、教育学等与幼儿身心发展相关的专业课程，正式入职前还要接受系统的岗前培训，这些课程都能让教师清晰意识到他们与幼儿是民主和平等的。纵使在理论学习中都已经深深接触过了，但是最关键的还是要能运用在日常的实际相处中。教师和幼儿之间的人际问题首先就体现在"不平等"上。在教育活动中，教师处于绝对主动的位置，有的教师做不到弯下腰来和幼儿对话，有的会用指责甚至体罚的方式来对待"不听话"的孩子，在语言交流中经常出现"不准""不可以"等词语，来禁止幼儿的行为。这些举动都体现了教师和幼儿之间的不平等。

（2）教师与幼儿之间因缺乏交流而造成问题

众所周知，幼儿教师的工作压力和任务是很重的，这让他们难免无法顾及所有的孩子，甚至没有和幼儿开展深入交流的想法。当然，也不可避免有的教师缺乏和幼儿进行良好交流和互动的能力，比如在活动时，经常是老师提问，孩子举手，老师点幼儿回答。除了课堂之外，在其他的活动中，教师和幼儿之间很容易陷入被动交往中。在幼儿的眼中，教师是教育者、活动组织者和指挥者，加上其与幼儿单独交流机会不多，所以造成双方的人际关系出现问题。

（3）幼儿缺乏自主性而造成问题

在幼儿教育中，要反复强调培养幼儿的独立自主能力，在各种活动中以幼儿为主体，引导幼儿积极主动参与到活动中去。但是不少幼儿园却并没有完全遵照这个原则，幼儿在活动中的自主选择权较少，教师对幼儿的要求有悖于幼儿的天性和本性。有的幼儿教师更喜欢听话守纪律的幼儿，对乱说乱动的幼儿很排斥。幼儿游戏时，教师表面上给幼儿提供了自由活动的机会，但又限定了孩子们发现新知、进行探索和创造的范围。许多教师只会依照自己预先设计的思路进行教学，当幼儿的表现与教师设计的情况不相符合时，就会把幼儿拉回预先设计的范围内。

3. 和家庭之间的人际关系问题

（1）家庭和工作相冲突造成的问题

幼儿园教师以女性居多，需要分出很多时间和精力放在家庭，这是中国的传统观念造成的社会现状。女性教师不仅要出色完成幼儿园的各项繁琐工作，还要能够在下班之后有精力去面对辅导孩子、照顾父母、处理家庭关系等问题，这对于女性而言是很不容易的。女性教师在幼儿园忙碌了一天回到家中，立马就要切换到母亲、妻子等角色中，这会让她们经常体验到工作和家庭的冲突。

（2）家人不理解造成的问题

一个在事业上成功发展的女性背后，一定有一群支持和理解她的家人。随着计划生育政策的放开，不少家庭结束了独生子女模式，多个孩子的出现让母亲这个角色承受了更大的考验，哺乳、喂养等都是摆在母亲面前的现实问题。如果一个幼儿教师拥有帮助她共同带养孩子的家人，且能够帮助她分担家庭的部分重任，让她放心投入工作，那么她无疑是幸运的。但是不排除有的家庭缺乏分担的亲人，更有甚者，认为女性就应该回归家庭而不是在外忙碌，遇到这样的局面时，家庭就会存在不和谐和不稳定的隐患。当事业得不到家人的认同和理解时，教师的内心是忐忑不安的。其在家庭和工作之间徘徊，对情绪造成很大的影响，很有可能在和单位的同事以及家人相处时都难以调适到比较理想的状态，从而造成人际关系的问题。

（二）造成幼儿教师人际关系问题的原因

第一个原因是教师凑在一起闲聊时，有时候难免会触碰到同事的隐私，这会深深影响同事间的交往。

第二个原因是教师在教育理念和教学态度上的差异，容易导致分歧。有的教师认为要以"无规矩不成方圆"的原则管理幼儿，将制度管理放在首位；有的教师则认为幼儿阶段不需要过于严格，要给孩子自主和自由选择的空间；有的教师认为要无微不至地关注幼儿；有的教师认为要培养幼儿的独立生活能力。

不同的看法、不同的认识，使得同事在一起工作的时候很容易产生分歧、冲突、矛盾。另外，几个老师在一个班级合作，如果不能处理好彼此间认识上的差异，由着自己的性格来，也会产生分歧。

第三个原因就是能力与水平的差异。教师的教学能力存在着差异，教学能力不同的教师，对自己的要求也会不同。在同一个幼儿园里，有的教师教学水平高，教学能力强，自然而然对自己的教学要求较高。而有的教师教学水平低，教学能力弱，对自己的教学要求也会相对较低。当有一天，这两种教学能力不同的教师需要共同合作一个项目的时候，分歧和矛盾也会随之爆发。

第四节 │ 幼儿教师的适应心理

近年来，教育改革一直是热门话题，"双减"、新课标、课改等都体现了国家对教育的重视，原有的很多年的教育观念和教学习惯也随之改变。从众多普惠性幼儿园的涌现就能看出国家对幼儿教育的重视，尽管国家鼓励"三胎"，但近年来的出生率并不高，生源的日益减少等因素使广大幼儿园面临着竞争和挑战，这也会导致越来越多心理不适应的教师出现。

一、什么是适应

适应这个词语来源于生物学，是指生物的形态结构和生理机能与其赖以生存的一定环境条件相适合的现象。从心理学的角度讲，则是表示人对周边的环境变化所做出的应激反应。人类为了能在社会上生存，必须接受各种适应的考验，及时地融入和习惯新的环境。自然界的生物从诞生起就面临着淘汰，无法适应自然界法则的自然属于第一批灭亡的。当我们将"适应"放到教育界，指代的就是教师个体与所处的教育环境之间能否达到平衡与和谐。

二、幼儿教师的职业适应

美国学者克朗顿（P. Cranton）等认为，职业适应指工作成员对自己工作适应的过程，是通过和单位、组织之间的不断调整与适应来完成的。[①]职业适应从人力资源的角度讲，是一个人在即将开展某项工作时要具备的包括生理和心理两方面的适应能力，这个能力的体现是结合了天生性格与后天环境等多方面因素的。目前幼儿教师的职业适应方面存在的问题主要有以下三个方面：

（一）想象与实际的差距

初入职场的年轻教师，刚从大学毕业迈进社会，他们在脑海中对未来的工作是有蓝图和充满期待的，觉得每天和孩子打交道肯定是很快乐的，但是现实很快会让年轻老师发现幼师职业付出与回报的不均衡，这种落差让他们对幼师这个职业的好感度慢慢降低。也有的教师，在入职前就做了详细的职业生涯规划，但在每天繁琐的工作后，发现日常的工作已经占据了自己所有精力，没有多余的时间去思考规划了，这种迷茫和困惑是造成幼儿教师难以长久适应，并造成教师流动性大的重要原因。

---

① Cranton P，Knoop R. Assessing Jung's psychological types：The PET Type Check［J］．Genetic，Social & General Psychology Monographs，1995，121（2）：249.

（二）教师技能不扎实

幼儿教师是全能型选手，要能熟练地唱跳弹画，以适应课堂和幼儿。尽管大学开设了针对幼儿教师必备技能的相应课程，但是因为内容繁多，幼师很难做到每一项都很精通。有的老师擅长弹唱，舞蹈律动相对较弱；有的老师擅长体育活动的组织，对艺术领域不太擅长。这些都导致幼儿教师专业技能的不均衡。在学校读书时，技能的偏科发展可能不会造成很大的影响，但是入职后，偏科带来的负面影响很快就会体现出来。所以教师在工作中会因为技能不扎实的原因会引发出课堂组织不佳、效果不好等系列反应，从而滋生出打退堂鼓的想法。

（三）社会认可度不高

有人形容教师是天底下最神圣的职业，很多人因为怀着教育的梦想和理想而跨入了幼教的行业。但是近年来，随着极少数幼儿园教师随意体罚、打骂孩子的新闻出现后，大众对于幼儿教师的审视度骤然提高。人们对于幼儿教师不再是单纯的尊敬和崇拜了，而是充满着质疑和不满。教师在忙碌的工作之余还要接受来自家长和社会的审视，无疑给他们难以真正适应这个职业埋下了不好的伏笔。

那么，为了幼儿教师队伍的稳定性，就不能对幼师的职业适应采取放任的态度。

首先，幼儿教师要做好承受各种困难的准备，要具备一定的心理承受能力。因为无论从事什么职业，都会遇到难题，最关键的不是依靠外部力量来解决问题，而是做好内在调节，从自身出发寻找原因和解决办法。

其次，幼儿教师在工作中要善于总结，发现错误。优秀的教师都会树立终身学习的观念，会在繁忙的工作之余坚持各种形式的学习，不论是线下课程还是网络资源，都是提升自己的途径。通过主动完善自己的不足，来帮助自己很好地适应职场。

第三，幼儿园有责任帮助幼师适应职业、适应职场。管理层要努力去改善幼儿园的工作氛围，通过入职前培训，让新教师更快了解即将工作的幼儿园的情况；通过安排老教师一对一帮扶，帮助新教师顺利上岗。当教师在岗位上遇到难题时，能够有专门的师傅答疑解惑。

三、幼儿教师的社会适应

（一）对社会的认知和认同

社会适应一词最早由斯宾塞（H. Spencer）提出，指个体逐渐接受现有社会的道德规范与行为准则，对于环境中的社会刺激能够在规范允许的范围内做出反应的过程。社会适应对个体有着重要意义。如果一个人不能与社会取得一致，就会产生对所处环境中的一切格格不入的心理状态，久而久之，容易引起心理变态。人类对社会的适应可以通过语言、风俗、法律以及社会制度等的控制，使自己与社会相适应。[①]

　　适应能力是人必须具有的非常重要的能力之一，适应往往是生命的象征、生命力的体现，没有适应，人与人之间如何相互协调？如何能到不同的环境中去？如何去挑战新的工作？各行各业都看重人的创造力，但是如果不能适应就连基本的生存都无法保证，谈何创造。

　　人的社会化发展是建立在不断地适应社会的基础上的，我们要去了解社会的规则、人与人相处的方式，在出现不适应时能够及时调整自身的策略去进行改善。所以说，人的社会化是一个很繁琐的过程，它是需要用一生去适应去完成的，我们会经历婴幼儿期、儿童期、青少年期、中老年期，而教师的社会化过程更加复杂，会受到文化、学校、家庭多方面的制约。社会将教师职业的高尚性置于很高的位置，因为教师在教书育人方面始终起着至关重要的主导性作用，是在现代化进程中培养合格人才、提高民族素质的关键力量。

（二）对社会的适应

　　面对社会赋予教师的期望，为了适应时代的要求，现代幼儿教师队伍的升级和改革成为首要任务。要想组建一支强而稳定的新型师资队伍，就必须强化教师基本功训练，以

---

① 卢乐山，林崇德，王德胜. 中国学前教育百科全书：心理发展卷 [M]. 沈阳：沈阳出版社，1995：245.

"一专多能"为目标，以终身学习、继续教育为宗旨，共同迎接未来的机遇与挑战。

现代幼儿教师必须多才多艺，学识渊博。作为儿童知识和品行的传授者，教师应当具有宽广的知识面、精湛的专业技能、优良的师德师风，满足这三点要求的教师会深受孩子、家长、同事的欢迎。教师要懂得如何因材施教、鼓励幼儿，引导孩子成为更好的自己，帮助家长科学教育孩子，取得学生和家长的信赖。作为行业的专家，枝繁叶茂的知识树是必备的，精通幼儿教育专业知识的同时，还需要有学科融合、学科交叉的学术意识，必须不断扩大知识面，不断更新知识库，践行继续教育宗旨。作为优秀的教师，为人师表是现代教师的基本要求，要成为儿童的榜样，构建良好的师生关系，树立优良的师德师风，这样才能赢得大家的尊敬。

现代幼儿教师必须保持谦虚学习的心态，努力向古今中外的各大教育家学习。例如，在历史的长河里，涌现出了多个伟大的幼儿教育家——从中国的陈鹤琴到陶行知，从德国的福禄贝尔（F. W. Frobel）到意大利的蒙台梭利（M. Montessori）；除此之外，像张桂梅这样具有博大教育情怀和奉献精神的优秀教师，都是所有幼儿教师学习的榜样。教师可以从中汲取教育理念精华，学习教育经验，激发思考与实践，并加以灵活运用，内化为自己的知识，创造独特的教育理论和方法，进行创造性的教学实践。

现代幼儿教师应该是高学历人才，目前幼儿教师的学历层次由低中层次向高层次、多层次的学历方向发展。20 世纪末幼儿教师的学历以中专为主，21 世纪初教师的学历要求上调为大专及以上学历，现阶段幼儿教师的学历要求为本科及以上学历。由中专型、大专型向本科型、硕士型乃至博士型方向发展，也彰显了现代社会的迅猛发展。虽然，学历文凭不应是现代教师的唯一标准，也不应是衡量教师教学水平和素质水平的唯一标准，但在快节奏的信息时代，要求高学历，也是激励教师努力学习、争取进步，不断提高教学能力和业务，这也正是现代教师需要适应并努力的方向。

现代幼儿教师必须擅长开拓与应用，要善于在教学活动中运用所学知识，开展教学改革的实践活动，让孩子主动在实践中发现真知，有所收获、有所发现，自己也能在教学活动中有所创新、有所研究。在实践教学活动之后，教师进行教学总结，在总结中发现，再研究，然后领悟，继续创新，最后传授。在现代教学活动中，不仅需要提高教学质量，还要不断提高教师的教学水平。

四、幼儿教师的环境适应

适应能力往往是生命的象征、生命力的体现，只有适应才能做到和周边人和事和谐相处、相互协调。当我们来到一个新的工作环境时，哪怕眼前暂时很难融入，也要想办法去适应，人的适应能力对于人来说是一种十分重要的能力，它是保证人的创造力得以发挥的必要前提。

幼儿园是社会大系统中的一个子系统，幼儿园不是世外桃源，社会大环境对幼儿园的老师以及领导层的管理模式都有较大的影响。比如，整个社会的文化、政治、经济等状况会影响幼儿园的各位成员的心理状态，在社会环境的作用下，社会对幼儿园有要求，幼儿园有自己的奋斗目标，幼儿园中大多数教职员工对现实有着各自的态度和处事方式，幼儿园的不同领导有着各自不同的领导方式和管理水平，这些集体和个人的不同地方都需要人去适应，这就是幼儿园内的客观环境中对教职工的心理发挥实际影响的那一部分因素的总和，即园内的社会心理环境。

幼儿教师作为拥有一定知识技能的专业人士，对自身的物质和精神上的发展有更高的标准。在国家强调学历层次的今天，幼师的学历要求已经从过去的中专提升到了本科甚至研究生，但幼师的工资待遇却普遍不高，加上工作强度和精神压力大，一起构成了幼儿园教师流动性较大的主要原因。

对幼儿园管理者而言，要帮助教师适应工作环境，想办法优化教职员工的心理环境，引入竞争机制，鼓励有想法有创意的老师敢于挑战工作中的难点，能够不拘一格地选拔使用人才。管理者要相信任何教师都是怀着对教育的理想而走入这个职业的，他们也是普通人，有着对物质和精神双方面的追求，管理者不能一味要求教师奉献时间、精力，要求他们不管家庭全身心投入工作中。在进行岗位考核时，要定性与定量相结合，能量化的应量化，真正做到公平、合理、准确。在工作中，要允许自由竞争，真正做到"百花齐放、百家争鸣"，不能厚此薄彼。要在幼儿园创造一个适合广大教师发挥其聪明才智的良好心理环境，使优秀的教师脱颖而出，用精神上的富足来维护因物质不足而造成的心理不平衡。

第三章
音乐团体心理治疗

　　早在两千多年前，我国的医学著作中就有了"五音疗疾"的说法。古人采用音乐进行治疗主要依据宫、商、角、徵、羽五种民族调式音乐的特性与五脏五行的关系来进行。西方最早有音乐治疗的记载是在古埃及的历史著作中，而音乐治疗在西方的迅速推广则是在第二次世界大战期间。音乐心理治疗学是一门新兴的集音乐、医学和心理学于一体的边缘交叉科学，是音乐的作用在传统的艺术欣赏和审美领域之外的应用与发展。

第一节 | 音乐心理治疗

自古以来，音乐的效用就为人所熟知，音乐对情绪和感受更是有着巨大的影响，它使人平静，也使人兴奋；助人入睡，也让人清醒；更可帮助我们表达超越言语的深刻情感，如爱、悲、喜、忧等。音乐的治疗作用，具体表现在宣泄、同化、联想、自我认知和行为调节等方面。

一、对音乐的界定

（一）音乐是什么？

什么是音乐？百度百科的解释：音乐是一种艺术形式和文化活动，其媒介是按时组织的、有规律的声波（机械波的一种）。

几百年来，不少名人对音乐都有自己的独到的理解：

古希腊哲学家柏拉图（Plato）说："用体育锻炼身体，用音乐陶冶心灵。"

德国哲学家尼采（F. W. Nietzsche）说："如果没有音乐，生活就是一个错误。"

美国心理学家罗杰斯（C. R. Rogers）说："音乐是唯一的宇宙通用的语言。"

德国作曲家贝多芬（L. van Beethoven）说："领悟音乐的人，能从一切世俗的烦恼中超脱出来。"

18世纪英国诗人蒲柏（A. Pope）说："音乐只对安宁的心境具有魅力。"

诺贝尔文学奖获得者莫言说："音乐实际上是要唤起人心中的情，柔情、痴情，或是激情，音乐就是能让人心之湖波澜荡漾的声音。"

由此可以看出，不同的人对于音乐的理解是不一样的。心理学家更关注音乐带来的主观体验，哲学家会透过音乐看人生，物理学家会着重于乐音的运动规律和组织关系。自然界中最原始的艺术就是音乐。天空中飞过的鸟儿叽叽喳喳地叫着，森林里处处都是飞禽走兽的鸣叫声，这些都是动物歌唱的方式，也是它们和同伴互动交流的途径。人们可以从动物不同的鸣叫声中判断它们的情绪，而歌唱在动物界中是体现团结的形式，它们一呼百应、一唱百和，通过歌声来表达情感。由此也可见，歌唱是一种本能。纵观人类发展历史，歌舞是一直伴随其中的，每个民族都有自己独特的歌舞形式，蕴含着本民族特有的文化历史。比如蒙古族的民歌以声音宏大雄厉、曲调高亢悠扬而闻名，有描写爱情和娶亲嫁女的，有赞颂马、草原、山川、河流的，也有歌颂草原英雄人物的，这些民歌反映了蒙古的风土人情；维吾尔族的传统音乐继承了古代西域的龟兹乐、高昌乐、伊州乐、疏勒乐、回纥乐和阿拉伯乐的艺术传统，保留着浓厚的民族特色和地域特色；哈萨克族的民歌内容丰富、旋律热情、曲调优美、奔放粗犷，是哈萨克族人在各种喜庆节日、家庭聚会中不可缺少的一种主要民间娱乐方式……

这些可以表明，音乐是最原始、最接近人们的艺术，是能走进普通大众的艺术形式，它不仅能陶冶情操，也能反映老百姓的生活。德国哲学家叔本华（A. Schopenhauer）表达过这样的观点：一般艺术都需借意象来表现，例如文学所用的语文意义，图画所用的形色光影；音乐则为意志的直接外射，用不着凭借意象。我们要了解文学，就一定要理解语言表达的意义，但音乐则是直观的感受，当我们听到动听的声音，就会产生本能的情绪反应，不需要加入主观理性的分析。就像我们虽然不懂外语，但是可以被不同国度的音乐所感动；我们虽然知识文化水平有限，但是却不影响欣赏音乐。音乐是依靠感官来打动人的，经过耳朵传到心里产生共鸣，这就是音乐能深入人心的原因。

音乐为何能表达内心情感呢？依据的是乐音的高低、强弱，快慢、起伏等。这些因素能对人的心理产生影响，所以音乐也被看作是任何一种艺术的、令人愉快的、神圣的或其他什么方式排列起来的声音。

（二）音乐的功能

音乐在社会活动中具有重要作用，一方面间接反映社会生活，另一方面又深刻影响社会生活，是社会行为的一种重要形式。在人们的日常社会交往活动中，音乐可以作为人们情感交流的媒介，表达人们的生活体验，音乐的这些特点在歌曲中表现得尤为突出。

音乐是声音的传播形式，通过音乐的传播，人所发出的声音可以被赋予多元化的情感和多样化的内容，成为人们思想传播的载体之一。

音乐具有丰富的内涵性，作者通过音乐的表达，可以直接或间接地将其所思所想、情绪情感以及生活体验隐含在音乐中。从声学方面的声波角度分析音乐，音乐介于频率无规律的噪声和频率赫兹不变的纯音之间；从效果和体验来分析音乐，音乐不仅可以带给人美的感受，同时还可以陶冶情操、舒缓心情、提升审美情趣体验，使人树立崇高理想。

音乐在整个社会文化之中，具有教化功能、审美功能、娱乐功能以及情感表达功能。在艺术领域之中，音乐具有情感表达功能，与人的情绪情感联系紧密，常常担任抒发情感的角色。人们通过吹、拉、弹、唱等不同乐器演奏方式，将各种情绪情感以非可视化数据的方式表达出来，是一种对情绪情感的升华和直接模拟。

（三）音乐的基本要素

音乐基本要素是指构成音乐的各种元素，包括音高、音值、音量、音色。一首美妙的音乐并不是仅由各种音符组成，它还包括了节奏型、调式、和声、曲式，在表现的时候还有强弱对比和速度的变化，这些元素综合起来才构成了动听的音乐。

音的高低，简称音高。它是由发音体振动频率的高低决定的。我们以吉他为例，同一根琴弦，左手按的品位越靠下，右手演奏出的声音就越高，这是因为弦的实际振动部分短了，在单位时间内振动的次数多，也就是频率高了，音自然也就高了。

音的长短，简称音值。它是由发音体振动时间的长短来决定的。振动的时间长，我们听到的声音时间也就长。

音的强弱，简称音量。它是由振动时的振幅大小来决定的。例如我们平时听歌，声音太小，我们听不到，就会增加音量，音振动得强了，自然就听清楚了。

音的个性特色，简称音色。它是由物体本身的性质、形状、大小等多种因素决定的。例如，同一首歌曲，我们先用钢琴来演奏，再换吉他来演奏，虽然还是同一首歌曲，音高、音量、音值都不变，但是它的音色变了。

节奏：长音与短音有规律地用强弱组织起来的音的长短关系。

节奏型：在音乐作品中，具有典型意义的节奏。

节拍：强拍和弱拍的组合规律，具体是指在乐谱中每一小节的音符总长度。

力度：曲谱的高低强弱。

速度：音乐进行的快慢。

调式：音乐中使用的音按一定的关系连接起来，这些音以一个音为中心（主音）构成一个体系，如大调式、小调式、五声调式等。调式中的各音，从主音开始自低到高排列起来即构成音阶。

曲式：音乐的横向组织结构。

曲调：音乐的首要要素，是歌唱性的、能够表达一定乐思的或主要的旋律的统称。指若干乐音经过艺术构思而形成的有组织、节奏的和谐运动。

（四）音乐对人的作用

1. 调节作用

轻松欢快的音乐让人心境平和，内心愉悦；节奏感力度感强的音乐让人精神振奋，热血澎湃。身体中正常细胞在繁殖和生长中，以及大脑在活动过程中都是在有规律地振动，那些能够打动人的音乐，其实与身体的生理振动是协调的，因此才能让人有所感触。

罗索哈特医院是美国癌症治疗中心之一，医院音乐治疗队主任凯·金蒂尔太太对于音乐对身体的调节作用是感同身受的。她本人是一名乳腺癌患者，在病情恶化时被送进了医院，当时她目睹了病友的相继离去，心情非常低落，她一度认为自己命不久矣。她会弹钢琴的父亲看到她如此难受，突然想到用音乐来缓解她精神上的痛苦，他在接下来的日子每天为她弹奏喜欢的音乐，让人意想不到的事情发生了，在音乐的陪伴下，她的情绪逐渐稳定，对治疗重拾信心，最终奇迹般地活了下来。在痊愈后，凯·金蒂尔太太积极参与到了音乐治疗的工作中，如今已成为世界著名的音乐治疗师，她用自己的亲身经历告诉更多的人，音乐对人体的调节是多么重要而有意义。

2. 宣泄作用

情绪是伴随人的成长的，从呱呱落地到长大变老，每个过程都会经历愉快和忧伤，这些都是人天生具有的情绪状态。我们会在开心的时候哈哈大笑，会在难过的时候大哭一场，这都是宣泄情绪的方式。当心中有想不通的事情时，我们会感到心情低落，不舒服，尤其在找不到合适的途径发泄出来的情况下，更让人觉得压抑和痛苦。其实很多心理问题都源自情绪得不到恰当的宣泄，生气并不可怕，可怕的是气生不出来或者没法生出来。

而音乐对人的作用之一就是宣泄。亚里士多德（Aristotle）在《政治学》里谈到古希腊人用一种音乐医治精神病。音乐对于人的作用是心灵的净化，音乐是多元化的，欢快的音乐能让人情绪雀跃，舒缓的音乐能让人思绪宁静。相信很多人都有过这样的经历，在凝神静听之后，全身心都像经历了一番洗涤，仿佛在疲倦过后痛快地淋浴了一番，汗水和污垢退去，通身舒畅，心旷神怡。这就是在音乐帮助下的情绪宣泄。

3. 感化作用

音乐是一门艺术，也是展现文化的方式，更是情感表达的途径。音乐的力量是无穷的，从古到今很多艺术作品都记录了音乐是怎样开启智慧和感化人心的。

有一部影片讲述了一个用音乐感化心灵的救赎故事：一位才华横溢的音乐家——马修，在经历各种人生挫折之后，郁郁不得志，来到了乡下一所专门为问题少年提供教育的学校担任助理老师，那里的学生都是世人眼中的"坏孩子"，并且这所学校的校长和老师教育学生的方式也主要以体罚、责骂、关禁闭为主。学生们以欺负新老师为乐趣，马修也不例外。通过一次次与学生接触，马修发现他们的内心都是美好的，这让马修下定决心一定要教好他们。马修用自己独特的方式走进孩子们的心里，与他们建立友谊和信任，一步步改变着这里的一切。音乐家马修开始在校内开设音乐课、组建合唱团、创作合唱曲，挖掘孩子们的音乐天赋，让音乐守护孩子们内心的梦想与美好。最终，在马修的努力下，孩子们身心的枷锁得以解封，欢声笑语充满了这所学校，孩子们和校长、老师和谐相处。然而，由于一次失火事件，校长开除了马修，马修不得不离开学校。马修离开的那天，孩子们通过一个小窗口将一个个纸飞机投向马修，以传达他们的不舍与感激。几十年后，曾经合唱班的一个男生站在了指挥台上，成为世界著名指挥家，并且他从未忘记过，那位在他的音乐启蒙道路上给予他鼓励与救赎的伟大音乐教师——马修。

这部影片中充分展现了音乐感化人心的巨大力量，孩子的本性都是善良的，只是恶劣的环境让他们的生活充满阴郁，但是在动听的音乐中，孩子们逐渐找到了让内心平和的支撑，学会了友爱、理解和包容。影片完美诠释了音乐是如何感化人心，引导人心灵成长的。它不是以说教的方式来教育人，而是用艺术的形式进行熏陶和感染。

音乐巨大的启迪和感化作用成了这部影片最打动人心之处。音乐总能以一种最直接、深入的方式对人进行启蒙，感化人心，引导人的心灵成长。它不屑以说教方式来传播，而是用熏陶和感染，以其独到的艺术魅力，在潜移默化中影响人的心灵，使人得到美的滋润，它不仅唤醒了被掩埋的璀璨的人性光辉，也开启了一扇扇通向希望与快乐的心灵之窗。

二、对治疗中的音乐的界定

那么用于音乐治疗的音乐该如何界定呢？用于治疗的音乐往往不是平常使用的音乐，有时不能体现完整的乐句，还会夹杂一些单纯的有规律或无规律的节奏，这些音乐不能用常规的结构分析去理解，单纯是为了实现治疗的目的。基于以上的论述我们能知道，用于治疗的音乐不能等同于日常欣赏的音乐，它首先要满足治疗的需求，这个时候的音乐是为治疗服务的，所以治疗者的需要是第一考虑的问题，不需要关注音乐的结构或者表现形式。对于治疗师而言，他的目标应该是治疗对象，而不是音乐。当然在选择治疗音乐时，要优先考虑音乐的作用，而不是它的审美价值。虽然说好听的音乐能够起到治愈的作用，但治疗师要尊重治疗对象的喜好，比如有的治疗对象还不具备欣赏、理解较复杂的音乐的能力时，治疗师要接纳并采纳，选择合适的音乐，引导治疗对象在音乐的辅助下提高治疗的效果。

采用音乐的方式对治疗对象开展治疗，并不是局限于为他们播放一些录制好的音乐，也不是为治疗对象专程来演奏音乐，而是要带领他们积极地参与到欣赏、体验和创造音乐的过程中去。音乐治疗有不同的治疗目的，正因如此，治疗对象参与的音乐治疗活动的方式也是有区别的。最常见的有聆听音乐、创造音乐或者再创造音乐等。在音乐治疗中，首先需要让治疗对象在聆听中放松身心，再通过创造的方式让治疗对象用即兴演唱、演奏等方式来创造内心想要表达的旋律。治疗师以音乐为手段帮助治疗对象积极面对造成内心焦虑、暴躁、抑郁等负面情绪的因素，并用音乐来解决这些问题。

三、音乐心理治疗的定义

早在两千多年前，就有书籍明确记载了音乐可用于治疗疾病。此书籍为《黄帝内经》，这是一本综合性的医书，被列为中医四大经典之首，被誉为"医学之祖"。《黄帝内经》提出了"五音疗疾"的治疗手段，"五音疗疾"顾名思义就是使用宫、商、角、徵、羽五种不同音调的音乐来治疗五脏五行相对应的疾病。比如，宫调式乐曲的风格和特性以端庄严肃、深沉庄重为主，该特点与五行中的"土"相似，即宽厚结实，在五脏中可入脾；商调式乐曲的风格和特性以铿锵坚实、高亢辉煌为主，有如"金"般坚实闪耀，在五脏中可入肺；角调式乐曲的风格和特性有一种春天的感觉，角调式构成了春意盎然、生机勃勃、万物复苏的旋律，具有五行中"木"的特性，在五脏中可入肝；徵调式乐曲的风格和特性以轻快活泼、热情欢快为主，与五行中"火"之特性相似，在五脏中可入心；羽调式的乐曲则带有一种阴郁柔和、苍凉柔润的感觉，具有五行中"水"的特性，在五脏中可入肾。

音乐治疗起源于美国，1944 年在密歇根州立大学正式成为学科。和其他学科相比，这是一门很年轻的应用学科，目前已经确立的临床治疗方法多达上百种，并形成了众多的理论流派。此外，因为不同国家和民族的音乐治疗师，其成长和学习的环境背景不同，受到的文化熏陶不一，所以他们对音乐心理治疗的定义也是不同的。狭义来看，音乐治疗就是采用含有音乐的不同方式，如唱、听、演奏、律动等手段激发有需要的人的身体反应，帮助他们恢复健康。关于音乐治疗的定义，各家各派有着不一样的见解。

美国音乐治疗协会：音乐治疗是在临床和循证医学的基础上，由经过认证的专业人员完成音乐治疗项目，在治疗关系中使用音乐干预来实现个体化目标。

日本《新音乐辞典》：音乐治疗，指通过音乐所进行的心理治疗、催眠，它以用音乐促进身心健康和培养人格的功能主义的艺术观为基础，属于一种应用音乐（心理学）范畴。

《中国大百科全书·音乐舞蹈卷》（中国大百科全书出版社 1989 年版）：音乐治疗学是研究音乐对人体机能的作用，以及如何应用音乐治疗疾病的学科，属于应用心理学的范畴。

美国天普大学教授布鲁西亚（K. Bruscia）的《定义音乐治疗》：音乐治疗是一个系统的干预过程，在这个过程中，治疗师利用音乐体验的各种形式，以及在治疗过程中发展起来的作为治疗的动力的治疗关系，帮助被治疗者达到健康的目的。

当然，还有不少学者对音乐治疗的定义提出了自己的见解，但无论是哪个理论流派，都可以发现，他们对于音乐治疗的认识有相同之处。

首先，这是一个非常完善、科学和系统的治疗过程，是多种方法的综合运用，并不是单一的某种疗法。同时，这种疗法也不是随机开展的，要依据病人的自身状态确定治疗周期，有详细的计划和翔实的干预过程。其次，音乐治疗并不是单纯地听听音乐，而是以音乐为手段，用唱、即兴演奏、音乐创作或表演的方式辅助治疗。最后，治疗的过程必须包含音乐，有明确的被治疗者和音乐治疗师。

四、音乐心理治疗的特点

（一）音乐心理治疗具有科学系统性

音乐心理治疗是和心理学、医学、音乐学等多门学科相互交融的，这些学科都是建立在系统和科学基础之上的，因此音乐心理治疗首先必须遵循系统性和科学性的治疗原则。音乐治疗的过程不是想当然地随意开展，而是要有扎实的理论知识作为支撑，有科学严谨的治疗目标作为指导，有详细规范的治疗计划等才能着手去实施的。治疗是为人服务的，是要为来访者服务的，所以不能随意和随便对待任何来寻求帮助的人。

（二）音乐心理治疗具有艺术性

音乐不仅能表达某一个人的内在情感，还能表现一个团体、一个民族的情感，可以说音乐是可以代表一个集体的共同意志的。音乐作为一种无国界的语言，能将不同国家、民族、职业的人联系在一起，这就是音乐的魅力，也是众多艺术表现形式的一种。音乐心理治疗所运用的主要治疗手段都是和音乐相关的，有聆听音乐、独唱、重唱、合唱、器乐演奏、即兴创作、律动等多种形式。它充分挖掘了音乐的功能和作用，在音乐心理治疗的过程中，用"心"感受音乐所带来的乐趣，发现日常生活中音乐的无处不在，沉浸式地与音乐对话。

（三）音乐心理治疗具有整体性

音乐心理治疗是一个系统的整体的活动，在治疗过程中有三个要素是必不可少的，即音乐、被治疗者、音乐治疗师，三者缺一不可，缺少任何一个要素都不能称其为音乐心理治疗。在音乐心理治疗的过程中，音乐是基本要素，通过感受音乐、创作音乐、表达音乐等活动形式，让被治疗者从心理到生理都充分与音乐进行交流，以最终达到治疗的目的。

五、音乐心理治疗的作用

（一）音乐对生理健康的作用

轻松欢快的音乐能促使人体分泌一些有益于健康的活性物质，从而调节血流量和兴奋神经细胞。这些活性物质包括多巴胺、内啡肽、血清素等，它们可以改善情绪、增强免疫力、缓解疼痛等，还可以降低自主神经系统和心血管系统的压力水平，从而有效预防和治疗高血压、心脏病、焦虑等疾病。把音乐融入医学治疗，可以达到深入心灵、激动回忆、疏解情绪、增进涵养、平衡心理及治疗疾病的目的。音乐还可以通过刺激大脑中与记忆、学习、创造力相关的区域来提高认知功能。例如，听音乐可以增加海马体的灰质体积，海马体是与记忆形成相关的重要结构。另外，唱歌或演奏乐器可以促进左右脑的协调，提高语言能力和逻辑思维能力。

人生来就是一个矛盾的个体，许多呈相反含义的情绪情感都可以在一个人的生命长河中得以体现和体验，比如生与死、乐与悲、好与坏、积极与消极、开心与难过。这些对立的情绪形成了生命的精彩体验，人们在对立中学习和成长，在对立中消化和重塑，在对立中消亡和重生。对立的情绪，此消彼长，从而决定了一个人的生命状态是激昂向上还是衰落枯竭。

在积极向上、乐观开朗等积极情绪领导下的生命体拥有着强壮的体魄，他们不会轻易被病魔打倒，哪怕深处绝境也仍然能让生命之花绽放美丽，他们勇于与病魔做斗争，最终战胜病魔，打败癌症。而被消极情绪领导着的生命，是非常脆弱、不堪一击的，他们的生命力很衰弱，一个小小的病毒都有可能夺走他们的生命，他们甚至会因为小挫折而主动放弃自己的生命。因此，对于心理疾病而言，心理疾病的治疗成功与否，也与生命个体的情绪力量有关，最终取决于个体本身的生命力。

（二）音乐对心理健康的作用

音乐是能够影响人的情绪的。相信大家都有过这样的体验，当心情好的时候，任何事情都能看到积极的一面，哪怕再难也不会觉得很糟糕；反之，当心情不好的时候，人往往比较悲观，看不到事情的积极面。情绪能够影响人的认知体系，当情绪转变了后，看待问题的角度也会改变。

而情绪是可以调节的，音乐就是一个很好的调节器。因此音乐治疗就是以音乐为武器，充分利用音乐对情绪的影响力来改变情绪，从而调整人对世界的认知。不过治疗师并不是简单地给求助者播放欢快的、轻松的、动听的音乐来达到目的，有时治疗师会选择一些舒缓、充满忧伤气息的音乐来激发患者的情绪体验，帮助他们将负面的情绪发泄出来。有句话叫作"置之死地而后生"，当负面和消极的情绪都爆发出来的时候，积极的情绪将逐渐显现，此时再使用愉快的音乐强化内心的力量，最终帮助患者摆脱困境。这是一个重新审视自己、面对现实和丰富内心体验的过程。

（三）音乐对社会性发展的作用

音乐在塑造人类心灵中起到了积极的作用。诸如绘画、舞蹈、文学等艺术形式都能在现实世界中找到创作的原型，但是音乐却很难在自然界和客观环境中找到原型。也正是因为在现实中找不到原型，所以它可以不受任何的约束，能够随着人内心情感的需要而进行创造，这也是音乐最能接近普通民众并打动其内心的原因。很多人在音乐中感受到了情绪的释放，无论是悲伤风格还是开心风格的音乐，都能感化其中某种情绪。

音乐是不依靠语言来进行交流的艺术形式，很多以音乐为形式的活动是与人交往的社会性活动。比如在舞台上演唱或者演奏，台下的观众虽然没有和演员直接交流，但是观众表现出的欣赏、陶醉、沉浸等就是对台上演出者的肯定。人缺乏社会交往经验，或者性格过于内向，或者有因家庭背景和成长环境导致的自卑，都会产生人际交往的障碍。

音乐活动往往是需要多人共同完成的，治疗师为求助者营造一个能放下戒备、轻松愉悦的氛围，帮助他们在这里打开心扉，愿意与他人交流。求助者在感到安全的情况下，学习如何提高语言表达能力、人际交往能力、和他人合作的能力等，逐渐增强自信心。此时的音乐活动，为求助者提供了宣泄内心情绪的契机，大家以音乐来开展交流，在其中获得理解和支持，得到内心不安的纾解，从而达到缓解心理苦恼和痛苦的目的。

（四）音乐对审美能力发展的作用

人人都向往美好的事物，希望通过外界的力量让自己由内而外都得到"美"的提升，而音乐恰好可以为人们提供审美的体验。"美"本身没有定义，就像不同的人喜欢用各自喜爱的方式来打扮自己，有的人喜欢温婉风格，有的人喜欢朋克风格，可能两类人都难以欣赏到对方的"美"，但我们不能去否认，因为这本身就是按自己的标准来衡量的。所以说，客观世界里本身没有美和不美的区分，人们将自己的体验放进去，主观上认为是美的，那么就是"美"。所以美的体验无关个体的年龄、性别等，也无关他目前经历的是幸福还是痛苦。有句话是这样说的："生命是美的，即使是痛苦的生命也是美的。"所以我们在观看一部悲剧结局的影片时，会共情流泪，却不会厌恶世界，只是单纯为了逝去的生命感到悲伤。

因为人类有对美的感受和体验，所以才能将音乐与生命紧紧联系起来，当一个人体验到了生命当中美的元素时，他就一定能感受到朝气蓬勃的生命力。所以人们对美的体验感从根本上来讲就是体验身体内在的充满活力的生命力。

音乐本身就是美好的，它可以表现各种不同的风格，表达各种不同的情绪。音乐可以是高雅的艺术，也可以是低俗的反馈。不过将声音赋予了音高、音值、音色等基本要素后，它就与现实的世界脱离了关系，成为表达人们内心的媒介。无论是高雅的古典乐派、浪漫乐派的交响乐，还是大山里的人们唱出来的原生态歌声，它们都是美的。美妙的音乐能帮助人们去酣畅淋漓地宣泄积压许久的郁闷情感，能让人在绝望中看到求生的希望，能唤醒个体内在的向上的生存动力。所以说，音乐对促进人们的审美体验的发展是直接且有效的。

第二节 | 音乐团体心理治疗概述

团体心理治疗是欧美国家首先发展出来的一种心理治疗技术，而音乐团体心理治疗则是通过音乐来表达深层次的情绪情感，用音乐引发情感共鸣。

一、音乐团体心理治疗界定

常见的音乐心理治疗分为个体治疗和团体治疗两种形式。

音乐个体心理治疗，顾名思义，是指一名音乐心理治疗师与一名求助者产生的一对一的治疗形式。在个体音乐心理治疗中，音乐心理治疗师与求助者的关系特别重要，它往往决定心理治疗的成败。这里的音乐心理治疗师与求助者的关系应该建立在共情、理解、信任和支持的基础上。音乐心理治疗师与求助者应该是平等合作的关系，他们应该共同积极参与心理治疗的过程。音乐心理治疗师和其他医生不同的是，他不是仅仅通过药物来帮助求助者康复，同时还采用音乐配合心理干预的手段来直击对方的心理症结，而在此过程中移情与反移情也是很重要的。恰到好处的移情关系能够让治疗师和求助者之间产生共情和共鸣，让相互的关系更加和谐。从另一方面来看，音乐个体治疗能够为求助者提供一个安全的空间让他们敞开心扉，袒露内心深处的情感甚至隐私问题，也便于音乐心理治疗师开展较为深层次的心理剖析。双方在安全和信任的环境里共同面对问题，分析挖掘其成因，探讨解决的办法。

首先，"团体"一词对治疗对象的人数与个体治疗作了区别。这个团体指的是"小"团体，人数一般在 8—12 人，因为治疗师需要能够关注到每一个成员的面部表情、接受状况、参与积极性等情况，人太多容易造成场面的混乱甚至失控。但人数也不能过少，这样就无法创造成员间开展深入交流的机会。治疗时大家的座位应该安排成一个圆圈，以此保证每个成员与治疗师之间都在一个平等的位置上。

其次，团体治疗的目的与个体治疗有明显不同。个体治疗关注的是治疗师和患者两人之间的关系状态，但团体治疗则看中的是团队成员之间相互的动力关系。团体治疗最大的特点在于为来寻求帮助的人提供一个浓缩的"小社会"氛围，治疗对象通过团体的音乐活动和包括治疗师在内的其他成员形成多层次的互动关系。在治疗中，大家的行为和心理不仅会受到其他人的影响，同时自己的行为举止也会影响其他人。因此在团体治疗时，治疗师需要设计启发性的团队活动，引导成员积极互动，从而达到促进个人心理改变的目的。例如可以促进成员更好地认识自己，反思不足，并探索未知的自己，从而达到成长的目标。而这些目标都是为了帮助成员完善人格，促使心理的良性健康的发展。

又如对于有社会行为障碍的人而言，在集体的环境中参与音乐交流或者活动，能帮助他们学会如何与人沟通，如何共同面对问题，学会接纳他人不同的行为习惯和情感表达方式，学会在集体的环境里调整自身的社会角色，在互动中建立集体意识和社会感觉，控制不良的反社会行为，并形成、强化社会大众接受的行为。

组织团体治疗时治疗师需要考虑更多的因素，要充分考虑到治疗的目的和患者的情况。比如在面对需要提升人际交往能力的团队时，不能全部选择社交能力弱的患者，因为对人际交往消极的人过多会让整个团队没有活力，让音乐治疗活动难以顺利开展，但交往积极的患者过多也会让消极患者感到更加无所适从，所以最好的比例是约三分之二以上社交消极的患者和约三分之一社交积极的患者。

当同种类型的患者在一起时，因为有共同的经历或者困扰，能够很快形成惺惺相惜的感情，并能在较短时间内建立起相互理解、倾诉和支持的关系，在治疗中大家一起面对同样的问题，在相互分担彼此的痛苦和相互鼓励打气中获得安全感和认同感。

二、音乐团体心理治疗的应用人群

（一）应用于儿童

音乐团体治疗是可以应用于正常儿童和特殊儿童的。因为音乐能使人的情绪系统受到正面的影响，能调节人体的内分泌系统，能提升人际交往能力和运动能力，还能激活记忆系统，包括提升注意力等。因此音乐是与人的发展有着密切联系的。

所以在儿童成长过程中，以音乐为媒介的团体治疗可以广泛应用于儿童领域，尤其对需要通过医学手段治疗和需要提升学习与社会生活技能的儿童都是有积极帮助的。我们可以将音乐团体治疗面向学龄前的幼儿和中小学生，在团队活动中促进他们的认知能力和情感行为能力的发展，帮助其提升社会适应力和交往技巧。而面对特殊儿童时，则是充分发挥其治疗功能为医学治疗提供矫正性的帮助，以实现医学效果的最大化。

音乐团体治疗面向患有孤独症、情绪障碍、发展障碍、行为障碍、智力障碍、听力障碍、学习障碍、视觉损伤、神经损伤、脑损伤等的特殊儿童开展服务。

比如针对孤独症儿童的音乐治疗主要是用音乐来发展儿童的大运动和精细运动的协调能力，训练他们的注意力，提升他们对身体的意识，发展语言和非语言交流能力，缓解或者改变带有强迫性的焦虑情绪行为等。

又比如针对智力障碍儿童的音乐团体治疗主要是针对发展他们的运动能力、人际交流能力、学习能力和正确的社会行为与情绪行为能力。在团体治疗中，儿童可以在与同伴合作的氛围里，在共同完成对音乐的聆听、演唱和器乐合奏里学习正确的处事方式，提升对事物的关注力和集中力，克制自我冲动情绪。治疗师引导儿童在充满安全感的环境里积极主动参与到团体音乐活动中去，获得满足感和成就感，提升自信心。

再比如针对学习障碍儿童的音乐团体治疗主要是通过音乐来强化学习行为，在音乐治疗活动中建构学习概念，训练良好的语言表达和情绪表达；在包含空间感和方向感内容的音乐游戏中提高空间判断能力；在演唱和演奏中训练儿童的仔细听、专注唱、认真配合同伴的意识，达到发展注意力、自我控制力与协调能力的目的。

（二）应用于成人

根据《中华人民共和国民法典》第十七条规定："十八周岁以上的自然人为成年人。"所以对于年满 18 周岁的人已经迈入成年期了，也意味着已经成为完全民事行为能力人，可以独立实施民事法律行为了。成年人是社会发展的中坚力量，也是承担压力最多的人群。工作、生活、家庭、经济、育儿等各种压力中饱含着社会和家人对他们的期许，因此很多成年人都处于身心亚健康的状态，也就是无论生理还是心理的质量总是徘徊于健康和疾病之间。头痛、失眠、嗜睡、心跳过速、胸闷、呼吸不畅、食欲不振、暴饮暴食等生理问题，精神不佳、反应迟钝、社交恐惧、工作效率低等行为问题都是当代成年人因为压力过大而存在的身心问题。

压力与焦虑是很多成年人的心理困扰。压力是一个人面对来自健康、工作、人际等方面的需求要求超过自身能够承受的适应能力和负荷能力时，所引起的生理、行为和情绪的反应变化。那么内在和外在的各项因素形成的压力就会引发个体的危机感，危机感的存在会让人感到恐惧、紧张、忧虑等，还会伴随身体上的自主神经系统的症状，这就是焦虑。

成年人常见的焦虑有：外在的不确定因素带来的安全感缺乏；自我要求过高造成的失落感；职场人际关系不顺造成的人际压力；支出负担过重造成的经济压力；职业规划迷茫带来的成长压力；家庭成员关系不和谐造成的压力。以上这些焦虑如果长期得不到缓解和宣泄，就会形成生理和心理各种不利症状。

那么音乐治疗在应用于成年人身上时，就是要帮助他们去解除引起身心反应的压力和焦虑的源头，助力其恢复到健康的状态。而音乐治疗对维护成年人身心健康有如下优势：音乐能够调节呼吸状态；音乐能够调节血压；音乐能够缓解肌肉的紧张；音乐能够调节心跳速度；音乐能够提高内啡肽水平；音乐能够增强免疫力；音乐能够增强记忆力；音乐能够增强耐力；音乐能够增强安全感和幸福感。这些优势让音乐治疗成为帮助成年人调适心理问题的重要方式，尤其在音乐团体治疗里，成年人身处一个有安全感的小集体里，可以借助音乐放松心情，感受来自团队的温暖和力量，在音乐中学习如何与人相处，如何有效地解决生活中的矛盾，如何互相支持共同成长。

（三）应用于老年人

尽管国家已经推行了三胎的政策来缓解生育率降低的社会问题，但是随着老年人群的增加，老年人的健康问题必须成为关注的对象。将音乐团体治疗面向老年群体，充分体现了其最具社交性和最具亲和力的特点。在提供艺术美感的同时，能够消除老年人的孤独感，在为他们创设的温暖集体里，用音乐活动的方式帮助缓解老年人身体和精神等诸方面的问题，提高老年人的生活品质。

通过音乐治疗增加老年人日常的活动强度，扩大其活动范围，提供他们与外界接触互动的机会，刺激老年人用脑的强度和时长；帮助老年人缓解孤独，释放不满情绪，改善个人卫生习惯和状况等。

三、音乐团体心理治疗的步骤

音乐团体治疗是在治疗中依靠音乐为主要媒介和刺激物

来帮助团体成员实现缓解或者解决心理问题目标的过程。其中包括寻找影响自身身心发展的问题根源；寻找能使内心强大的向上力量，感受和体验让自我感觉良好的方法；探索正确面对问题的心态；学习解决问题的技巧，而这些都能够在音乐团体治疗中得到实现。团体音乐治疗就是要为参与者创造一个小集体环境，使其和同伴共同参与到集体音乐活动中，与治疗师一起形成一个多层次的互动治疗关系。在集体中，每位成员的心理状态和行为习惯都会影响到集体中的其他人，同时也会受到其他人的影响。音乐团体治疗能够帮助有社交障碍或者行为障碍的患者在音乐活动中正视问题，并建立和他人交往和沟通的信心，同时在掌握社交技巧基础上逐渐适应和调整自己的社会角色，建立起集体观念，学会在集体中接纳和包容他人，做到抑制反社会行为，强化为社会所接受的行为。

（一）音乐团体治疗小组的建立

开展音乐团体治疗的第一步是组建团队。治疗师组建团队要考虑每个小组的治疗目的和患者的情况。比如针对解决人际交往问题组建的治疗小组就不能全部成员都有社交障碍，否则音乐活动过程会死气沉沉；也不能有太多社交积极的患者，因为很可能会让社交消极的患者感到没有安全感，变得更加害怕而退缩。这种团队最好由约三分之二社交消极的患者和约三分之一社交积极的患者组成。不过，在组织以心理治疗为目的的小组时则要注意患者特点的一致性。因为同类型的患者在一起能快速产生共情和共鸣，在团体活动中能够将同伴的问题投射到自己身上，从而对自己进行深刻剖析，加深对自己问题的了解和体验。比如针对幼儿教师的团体治疗，因为他们的工作经历和环境相似，造成心理困扰的因素相同，所以将他们组织到一起时，可以在短时间内形成相互理解、扶持、倾诉的团体模式，大家在音乐活动中分担彼此的难过和痛苦，获得认同感和安全感，透过同伴的经历中看到自己的问题，从而找到解决的办法。

小组人数在 8—12 人之间最适宜，如果人数太多，治疗师很难给予每个成员平等的足够多的关注，并且成员之间难以开展深入的交流，而小组成员间的互动交流比和治疗师之间的关系更重要。

（二）音乐团体活动的选择

音乐团体治疗的活动选择应该符合团体的共同需求，要体现团体的共同性。音乐的选择要考虑团体成员的年龄因素和文化环境背景，因为不同年龄段的人喜欢的音乐类型，喜欢的明星偶像肯定是不同的，所以治疗师要在活动前搜集团体成员喜欢的音乐，在活动中可以引导成员自行讨论具体使用哪一首或者哪几首音乐。音乐治疗活动的组成不是固定不变的，要依团体成员所呈现的团体水平而决定；在团体音乐治疗的活动中，带领者的重要程度是由团体成员是否需要来决定的，因为团体音乐治疗的目的是在活动中充分发挥团队成员的自我潜能，让他们在音乐活动的帮助下，释放压力，解放束缚，敞开心扉。在团体音乐治疗的过程中，团体成员对音乐活动的反应都是最真实的，他们在活动中不断发掘自我潜能是非常有意义的。所以，带领者在团体音乐治疗的活动中只起到推动和发掘的作用。

以上论述为音乐团体治疗活动的选择和实施提供了很好的方向。但是治疗要取得好的疗效还有一个很重要的环节就是治疗的过程。这是一个动态变化的过程，从团体成员进入场地开始到活动结束，全过程的动力走向由每个团体成员带入团体中，然后随着治疗的结束带着收获离开团体。治疗师严格遵循团体治疗的规则，与团体成员一道推动治疗的进程发展，在过程中促进团体的进步与发展。

（三）音乐团体活动的过程设计

音乐团体治疗活动一般分为初始、中间和结束三个阶段，其中中间阶段包括自我探索与发展。既然是音乐治疗，那么整个过程就从音乐开始，在音乐中结束。中间阶段既要有活动，也要有成员间的分享。比如团体成员间就音乐活动的过程交流自己的感受和体验，在彼此在活动中的反思和改变中发现问题，相互认同、理解、支持，最终实现共同成长。音乐团体治疗的活动过程有歌曲或乐曲的讨论、音乐聆听、音乐回忆、歌曲演唱等。即兴演奏的乐器选择可以是乐音乐器也可以是噪音乐器，形式多为分声部合奏。通过音乐律动，在具有节奏感的音乐伴奏中，治疗师带领团体成员运用舞蹈动作表现音乐，并让团体成员根据音乐的情绪变化进行互动和交流；通过声势活动，治疗师带领团体成员运用自己的肢体随着节奏发出各种声音，如拍手跺脚、拍腿、捻指，通过团体成员间的互动，促进团体间的凝聚力。

初始阶段的主要任务是开展破冰活动，让团队成员相互认识。治疗师向成员介绍音乐治疗活动的目标和内容，告知活动规则，让团体成员间建立起友好的同伴关系，树立包容和积极参与的主动意识。

治疗活动的中间阶段的第一步主要是帮助团体成员彼此加深了解和认识，提供促进同伴间交流的机会，设计需要相互配合才能完成活动的环节，增进团体成员对自己的了解，增强成员的自我接纳能力，引导成员探索自己在团体中与团体之外的情绪，认识和探讨情绪产生的因素和影响，并寻找自己在团体和团体之外的积极情绪和积极内在资源帮助自己。中间阶段的第二步是训练成员学会接纳和包容，学会在集体活动中控制和管理好自己的情绪，不用自己的负能量去影响同伴的感受和体验，也要学会将团体中获得的好经验和感悟迁移到生活中，帮助自己悦纳生活，解决生活中的困扰。[1]

---

① 万瑛.团体音乐治疗［M］.重庆：重庆大学出版社，2021：65—66.

第三节 │ 音乐教育领域的音乐团体治疗模式

在不同的音乐治疗方式的探索下，世界各地产生了心理动力学派、生物学派、人本主义学派、行为学派和完形学派，以及以音乐教育理论为基础发展而来的不同学派。本节根据需要，着重探讨与音乐教育理论相关的三种治疗模式。

一、奥尔夫音乐治疗

德国著名作曲家、音乐教育家奥尔夫（K. Orff）1895年7月10日出生于德国慕尼黑一个有艺术素养的军人家庭，受家庭环境的影响，他从小对音乐和戏剧有着浓厚的兴趣，这为他成为一个伟大的音乐教育家和音乐剧大师奠定了基础。

奥尔夫音乐教育诞生于第一次世界大战后，当时人们刚经历了惨痛的战争，心理受到了严重的创伤，不安定的社会环境促使人们去思考生存、发展等问题，而同时，战争背景下也滋生了很多新的艺术思想和教育理念，这些都对奥尔夫产生了影响。奥尔夫对其中有影响力的思想观念进行深刻的领悟，并将其加入自己的音乐教育思想中，比如原本性、综合性、创造性就是奥尔夫与其他理念的碰撞结果。

　　而奥尔夫本人在最开始并没有将音乐教育的方法和治疗结合起来，这就说明，就一种音乐教学法而言，它主要是针对正常的儿童，而非特殊儿童。在多年的发展中，奥尔夫教学法已成为世界上流传最广、影响最大的儿童音乐教学体系，其宗旨是培养人的创造能力，促进人格全面发展。奥尔夫教学法不仅是节奏与旋律，还以唱歌、讲故事、拍手、做游戏等人们喜闻乐见的形式，借助律动、说白、戏剧、舞蹈、雕塑、绘画等视觉艺术，让儿童在教师的引导下辨别、倾听声音，对来自自然界与生活中的声音进行辨别与想象，让儿童快乐地倾听、感受音乐，进而培养儿童的自信心、创造力、专注性、反应能力、合作精神，促进他们的全面发展。

（一）奥尔夫音乐治疗基本理念

　　临床意义上的奥尔夫音乐治疗法归属于音乐治疗的一类学派，其推送目的并不是对音乐这一技巧的集中学习，而是借助音乐这一特殊的治疗媒介，实现对特殊儿童缺陷的矫正抑或是一些后继障碍的康复治疗，实现对特殊儿童缺失情感的有效引导，不断培养提升其对社会的适应性行为，进而帮助在人际交往方面存在障碍的儿童更好地与人沟通、适应生活。

　　奥尔夫音乐治疗强调实际教育的"原本性"以及"综合性"，借助对受治疗儿童在语言、演奏等方面的发声训练及引导，逐渐实现学生主动性的提升，引导其深入表达自身情感，进而实现对于儿童本身不当情绪的引导。

（二）奥尔夫音乐治疗的临床应用

奥尔夫音乐治疗法强调治疗的主动性过程，这一基本教育理念十分适用于身心及人际交往有障碍的儿童。具体来说，其综合治疗方式涵盖了以下几个方面：

一是歌唱以及节奏性朗诵方式。通过节奏性较强的朗诵以及歌唱等基本方式，儿童能在实际推动过程中不断激发自身潜能，提升基本感知能力，实现身心平衡发展。

二是与身体相关的律动性舞蹈、戏剧等表演性的活动。借助这种基本方式，治疗者能够实现对于儿童身体协调能力的集中观察，培养其肢体语言的表达能力，推进其综合表达能力与协作能力不断提升。

三是乐器演奏活动。在这一层次的治疗方法中，主要的演奏治疗方式包括敲、打、摇、拉、吹、弹等，治疗师在实际推进的过程中，并不强调音乐技巧的提升，更注重的是儿童互动能力、沟通能力的实际提升。

总之，奥尔夫音乐治疗法所采用的治疗方式是相对较为丰富的，能够调动多重感官，刺激沟通有障碍的儿童不断实现高程度的情感表达。

二、达尔克罗兹音乐治疗

达尔克罗兹（E. J. Dalcroze）1865 年出生在"世界音乐

之都"维也纳，母亲是一位音乐教师，非常注重培养孩子学习艺术的兴趣。在母亲的影响下，达尔克罗兹从小受到了很好的熏陶，并有机会接受良好的音乐教育，又因为身处音乐之都，他有很多机会去接触高雅的音乐。青少年时期，他先后到了巴黎、日内瓦、北非等地学习音乐，尤其是在北非担任阿尔及尔剧院音乐指导时，接触到了阿拉伯音乐的特殊复杂节奏，这为他后来的节奏教学打下了基础。27岁的时候，达尔克罗兹成了日内瓦音乐学院的教师，负责上和声和视唱练耳课，从此开始了教学生涯。

达尔克罗兹从教学中发现了音乐教育的问题，他认为，人体本身就是乐器，在开展音乐教学和训练的时候，单纯训练手指技巧、耳朵听辨、歌唱水平等是远远不够的，演唱和演奏者的形体仪态都是相关联的。在针对儿童开展教学时，不能只教如何弹奏，最重要的是引导他们感受到乐曲的情绪和激情，从而把对音乐的感觉转化为节奏、音色、动作，这样的培养才能发展人的节奏感和音乐感，充分激发儿童的音乐感受力和创造力。根据这个教育思路，加上他几十年的教学实践经验，产生了达尔克罗兹的核心教学法——体态律动。经过多年的发展，如今达尔克罗兹教学法已经超越了音乐教育的领域范畴，被应用到了绘画、戏剧、运动等训练中，以及音乐治疗中，对特殊儿童的康复起到了积极的辅助作用。

（一）达尔克罗兹音乐治疗基本理念

"精神、身体和情绪，是所有学习的基础"，这是达尔克罗兹音乐教学体系中极力倡导的理念，因此，达尔克罗兹音乐教学体系又叫体态律动学教学法。米德（V. Meada）将达尔克罗兹音乐教育体系总结出了五个基本前提：

一是具备基本的音乐感、智力和理解能力。

二是将音乐体态律动操与视唱练耳、即兴演奏相结合，可以增强孩子们的表达兴趣。

三是音乐体态律动操可以唤醒孩子们的听觉、视觉、身体，还可以开发他们的想象力。

四是可以用各种方式感受音乐，比如用嘴巴、体态、运动来感受，也可以通过时间、空间来感受音乐。

五是感官是人类最好的学习器官，通过感官去学习，可以最大化地提高学习质量。在音乐教育中，应当最大化地利用感官，通过听觉、视觉、触觉来进行音乐教学。

（二）达尔克罗兹音乐治疗的临床应用

尽管达尔克罗兹的理念主要是运用在音乐教育方面，但他的教育理念却符合了某些音乐治疗的需求。

音乐治疗之父格斯顿（T. Gaston）认为，"高节奏的打击乐可以极大地促进身体活动"，"节奏是音乐的组织者和推动者"。这些观点比较符合达尔克罗兹的音乐律动。比如在治疗中可以加入音乐律动操，引导治疗者放松地投入运动来表达自我。而达尔克罗兹本人就曾把他教授节奏的方法应用在残障儿童的训练中。

鲁道夫—罗宾斯音乐治疗学派认为，任何人都有与生俱来的音乐能力，这个能力是可以通过治疗激发出来的，可以用即兴演奏音乐去唤醒。这些观点比较符合达尔克罗兹教学法中的即兴。正如达尔克罗兹所言："能够表达自己的人，也能够更快地表达他人的感受，即兴演奏者往往会成为一个更好的音乐倾听者、解释者和表演者。"

希本（Hibben）曾在研究中阐述了采用达尔克罗兹音乐律动操对智力发展障碍、情绪障碍和学习障碍的儿童进行治疗的过程。治疗者通过达尔克罗兹音乐律动操帮助儿童认识自己的身体结构，掌握控制身体的能力；训练儿童的关注力和学会聆听的能力；鼓励儿童在团体音乐治疗中表达自我，学会和同伴相处并给出积极的相互评价。

斯瓦戈（Swaiko）采用音乐律动操对听力障碍儿童开展治疗时，特别注重儿童的创造力和自发的表达。她认为儿童能通过语言表达、舞蹈律动、即兴节奏创编等方式达到训练听觉、身体控制等目的。她曾在研究中阐述了采用达尔克罗兹音乐律动操对听力障碍儿童进行治疗的过程。治疗者通过达尔克罗兹音乐律动操帮助儿童控制身体、调整呼吸、发展语言能力以及创造性地表达自己等。她认为，儿童是可以用音乐律动操来发展语言能力的，可以让儿童在音乐治疗中进行音乐模仿、节奏表演、简单的音乐创作。

弗雷戈（Frego）在他的治疗中让患者在音乐的伴奏之下开展运动练习，引导患者聆听音乐编创动作。他的研究成果显示："音乐运动治疗能够为病人提供一种具有安全感和支持性的集体环境，从而支持病人发展社会支持，帮助他们面对他们的未来，具有创造性地应对疼痛和恐惧。"

综上所述，达尔克罗兹的教育理念和方法对音乐治疗是非常有效的，而其本人在早期的工作中也曾用音乐对视力障碍儿童进行干预，不仅达到治疗的目的，还通过音乐的方式帮助儿童树立自信心，塑造潜在的能力。

三、柯达伊音乐治疗

柯达伊（Z. Kodaly）是 20 世纪匈牙利音乐界最著名的人物之一。他创建了柯达伊教学法，该教学法的中心思想是：音乐属于每个人。柯达伊之所以会产生这样的思想，是因为他早年看到匈牙利的音乐教育非常匮乏，他认为音乐教育是完整的人所需要的发展，音乐是每一个孩子与生俱来的权利，而不是某些音乐天才的特权。因此他决定进行音乐扫盲，要让每个人都享受到学习音乐的机会，让千万人的耳朵和心灵接触到庄严的音乐。

（一）柯达伊音乐治疗基本理念

柯达伊教学法中的第一个理念是歌唱。每个人都具有天生的"器乐"——嗓子，所以歌唱能力是与生俱来的。自然地歌唱是柯达伊对歌唱的要求，因为自然状态下的歌唱能让儿童进行自如的音乐表达，也能训练他们的音乐听觉。每个人的嗓音都具有特色性，在自然的歌唱中，儿童所发出的独特的声音，能够促进他们的学习过程，使他们产生强烈的成就感。

柯达伊教学法中的第二个理念是使用民间音乐。这个理念的产生是因为柯达伊发现不管在学校还是音乐厅，都看不到匈牙利本土民间音乐的身影，都被德、法音乐淹没了，倒是在乡村及偏远地区，还可以听到儿童在游戏时唱着匈牙利的童谣，或是人们在跳土风舞时用他们的音乐。所以他和其他的音乐家一起走遍匈牙利去搜集民谣，后来更多的音乐工作者加入了这个行列。这个举动也带给了一些作曲家创作的灵感，像巴托克（B. Bartok）、巴多斯（L. Bardos）创作的无伴奏合唱曲中就融入了本国风格的音乐，之后更多的音乐家都陆续尝试运用民谣素材创作具有民族风格的音乐，提升音乐水准，促进音乐的蓬勃发展。

柯达伊教学法中的第三个理念是强调"人本主义"思想，以儿童为中心。主要表现为从儿童的实际情况出发开展音乐教学，遵循儿童的发展规律和接受能力，教学从易到难、从简到繁，注重培养儿童对音乐的兴趣，从儿童的认知能力出发，从感性认识入手，让音乐贴近生活，使儿童便于理解，让儿童体验音乐、感受音乐，进而潜移默化地学习音乐，通过这种培育，提高儿童音乐素养，培养儿童音乐情趣。同时，柯达伊非常注重培养学生的创造力，在简单朴实的音乐中，增加趣味性，增加简单对唱，使歌曲有了很多新变化，从而提高了学生的想象力，培养了创新能力。

柯达伊理论中对于音乐治疗最有价值的理念就是，音乐应该是为了所有的儿童而创造，具体包括：

其一，每一个儿童天生的音乐能力应该尽可能得到最充分的发展。

其二，音乐语言应该像说话中的语言一样让儿童容易理解、能够阅读，并可以用音乐的语汇进行创造。

其三，民歌和音乐的传统应该遗传给孩子们。

其四，世界上最好的音乐应该能够让所有的孩子接受和适合他们。

其五，音乐对人类的生存发展是必需的，而不应被认为是无足轻重、可有可无的。

（二）柯达伊音乐治疗的临床应用

尽管柯达伊的理念是针对如何开展音乐教育的，但是很多方面却是适用于音乐治疗的。比如音乐治疗之父格斯顿大学时先主修了音乐，后转为医学预科，但由于毕业后负担不起昂贵的医学教育费用，便在公立学校开始了自己的音乐教育生涯。在参与和组织了一些有意义的音乐项目后，他逐步确立了自己作为备受尊敬的音乐教育家和指挥家的地位。但他却不满足现有的成就，在努力之下最终获得了心理学博士学位，之后的三十年他都致力于音乐和心理治疗的结合研究。他曾经提出过一个观点，"所有的人类都有审美的表达和体验的需要"，这和柯达伊的"音乐应该是为了所有的人而创造"的观点非常相似。格斯顿在一份描述音乐在治疗中的性质和作用的文章中总结了他的思想，从中可以看到他受到了柯达伊理念的影响，例如"音乐是最适合个人、团体和不同地点使用的艺术"，"音乐可以带来亲密感，听众和表演者在每一次音乐体验中都有自己独特的反应""通过参与或聆听，音乐可以减轻孤独感"。比如美国心理学家斯特朗（A. L. Strong）通过治疗实践认为："虽然柯达伊从来没有直接谈到过特殊教育，但是柯达伊的方法可能是实现他让音乐属于每一个人，包括让音乐文化进入特殊儿童人群的伟大理想的最好方法。"

柯达伊在音乐教育的过程中逐渐形成自己的一套理念和方法，音乐治疗师也将他的"音乐应当是为所有人创造的"灵活运用到了对特殊儿童的治疗中。

案例一：布兰达是一名患有痉挛性脑麻痹的 8 岁女孩，同时伴有语言障碍。音乐治疗师运用柯达伊的方法帮助其改善语言表达能力，但患者运用语言表达内心是困难的，所以将语言的要求改为音乐。治疗师让布兰达为一首歌曲填词，当她完成后，又要求她为这首歌曲创造新的歌词。而后，治疗师将患者编的歌词有节奏地读出来，接下来再放入有旋律的曲调中，让布兰达唱出来。反复用音乐创作的方法进行治疗后，患者的语言发音和表达得到了一定的改善。[①]

案例二：大卫是一名患有中度智力发展障碍的9岁男孩。在治疗前期，老师将他安排到普通的音乐课堂，让他和正常孩子一起参与音乐活动，但他因为无法读谱而感到吃力和困难，于是老师用柯达伊训练节奏的方法帮助他学习四分音符和八分音符，并逐渐将两种音符组合起来。老师让大卫用行走的方式表现四分音符，边走边用嘴巴说"ta"，再用小跑的方式表现八分音符，边跑边用嘴巴说"ti-ti"。当大卫完全掌握了以后，老师就随机变换"ta"和"ti-ti"，让大卫跟随要求进行走与跑的变化，并配合嘴说共同完成。通过一段时间的训练，大卫能够清晰地分辨四分音符和八分音符的时值并准确地表现，更是在之后能参与到普通班级的音乐活动中去了。[②]

第四节 | 音乐团体心理治疗的方法

关于音乐用于治疗的系统研究应该是从20世纪末开始

[①②] 高天. 音乐治疗学基础理论 [M]. 北京：世界图书出版公司，2007：180.

的。当时留声机诞生了，人们能够将音乐录制下来多次重复地播放，大大方便了将音乐运用在临床的治疗中。有些医院用音乐帮助患者减轻因手术带来的紧张和烦躁。第二次世界大战的时候，美国一所野战医院的医疗和生活条件很差，伤员的情绪非常糟糕，成天叫骂，感染率和死亡率也大幅提高。这时，有位医生尝试用留声机为他们播放家乡的歌曲，伤员的焦躁情绪很快就稳定了下来，随之而来的是感染率和死亡率的降低。这样的效果迅速受到了美国国防部的重视，接着这一经验被快速推广到了各个野战医院。战争结束后，音乐被更广泛地运用到了医院的治疗工作中，美国的医生开始认真研究和探讨音乐对人健康的作用和意义。1944年和1946年，美国的密歇根州立大学和堪萨斯大学先后设立了专门的音乐治疗课程来训练音乐治疗师，于是音乐治疗作为一门新兴的学科诞生了。

很多人提起音乐治疗就会想到听音乐，以为音乐治疗就是听音乐，事实并非这么简单。音乐治疗的方法有很多，大致可以分为三种：接受式、再创造式和即兴演奏式。接受式音乐治疗的方法是通过聆听音乐的过程来达到治疗的目的；再创造式音乐治疗的方法是通过主动参与演唱、演奏现有的音乐作品，根据治疗的需要对现有的作品进行改编的各种音乐活动（包括演唱、演奏、创作等）来达到治疗的目的；即兴演奏式音乐治疗方法是通过在特定的乐器上随心所欲地即兴演奏音乐来达到治疗的目的。

一、接受式

（一）接受式音乐治疗的界定

接受式音乐治疗，又被称为聆听法，就是来访者在治疗师的引导下用聆听音乐的方式来达到舒缓身心、治疗心理疾病的目的。来访者一边聆听音乐，音乐治疗师一边加以语言和非语言的方式辅助，或通过其他媒介使来访者对音乐产生反应。接受式音乐治疗强调聆听音乐和由聆听音乐所引起的各种生理心理体验。选择治疗的音乐可以现场演奏，可以是录制好的，也可以是治疗师或邀请的专业人员演奏或者即兴创作的，音乐的风格可以多样化，比如古典的、爵士的、摇滚的或现代的。来访者聆听的体验重点可以是生理层面上、情绪层面上、理性层面上、审美层面上或者精神层面上的反应，而来访者的反应则是根据治疗目标来进行设计的。

（二）接受式音乐治疗的方法

1. 歌曲讨论

歌曲讨论是接受式音乐治疗中最常见的方法之一，并多以团体治疗的形式展开。其过程笼统来说就是由治疗师或者治疗对象选择音乐，在聆听后对音乐的风格、表达的情绪等多方面含义进行探讨。而这种方法的主要目的首先是要引发团体成员间的语言交流和情感表达。治疗师通过大家共同选择歌曲的途径来确定讨论的方向和主题。治疗对象在选择音乐的过程中会表露出内心的想法，会产生和其他成员交换想法的意愿。这个过程是促进治疗对象开展良性交流的好机会。其次，这个方式能帮助治疗对象发觉不正常的思维模式和行为方式。当人的内心受到心理不健康或情绪不稳定等负面因素影响时，往往会对音乐的含义或者歌词的含义有不恰当的理解，甚至是错误的认识。那么在小组讨论时，治疗师可以和其他成员一起对不恰当思维进行纠正。最后，当治疗对象对某一首音乐，或者某一个风格的音乐表现出喜爱和认同时，往往就能反映出他内心的深层次的心理需求。这时，治疗师可以以此为契机，在深入分析和探讨后，深刻了解治疗对象深层次的需要。

歌曲讨论的方法不仅能够运用在比较浅的支持层面的干预中，也能够在深层次的精神分析干预中使用。当运用在较浅的支持层面干预中时，治疗师的任务是引导治疗对象针对自身欣赏音乐的体验开展讨论；而运用在较深层次干预时，治疗师就会引导患者对音乐所表达的情感开展讨论，在讨论中发现治疗对象潜意识的情感矛盾。

2. 音乐回忆

音乐，是能够对人产生直接情绪影响的媒介，它深入渗透到了社会各个领域，是人成长中不可或缺的伙伴，几乎每个人在其重要生活经历中都有着特定的音乐回忆。一首军旅歌曲能让一名退役军人瞬间回忆起军营里和战友共同战斗的难忘生活，一首儿时的流行歌曲能将人们带回年少天真无邪的温馨记忆中。治疗师可以请治疗对象选择一首或者几首自己的生活历史中有着特别意义的音乐在团队中播放，从而将治疗对象引入由音乐带来的情感和回忆中。在聆听音乐时，曾经的生活片段会立刻浮现在他们脑海里并产生一定的情绪反应，可能是愉悦，也可能是伤感。在团体治疗中运用此方法时，团队成员互相倾诉自己的往事，宣泄自己的情感，互相支持和安抚，以促进相互理解和情感沟通。

3. 音乐同步

所谓音乐同步指的是治疗师即兴演奏一段音乐或者播放提前录制好的音乐，在与治疗对象共同聆听的过程中与其产生心理和生理状态的同步。当治疗对象和音乐产生共鸣后，会试图去改变音乐，这时就可以引导他们走向预期的治疗方向。比如在面对有抑郁倾向的患者时，他们的情绪状态已经处于低潮，因此可以先播放一首舒缓而忧伤的音乐帮助他们释放内心负面压抑的情绪，然后逐渐调整音乐的风格，先从忧伤的音乐转化为抒情而明亮的，接下来是节奏感明显、较为愉悦的，最后则是欢快而振奋的音乐。而面对焦虑或者躁狂患者时，则可以按照相反顺序风格的音乐来应对。

音乐对左右人的情绪情感有着不可忽略的影响力。当我们在面对治疗对象时，首先要获得的是对方的接纳，接纳的前提是共鸣，而音乐上的同步则是能快速产生共鸣的有效途径。但是值得注意的是，治疗者在开展治疗前要对患者进行充分的了解，才能挑选出其喜欢的音乐，才能规避患者不喜爱甚至厌恶的音乐。

4. 音乐想象

治疗中的音乐想象指的是患者在治疗师为其专门选择或者创编的音乐下产生的自由想象。这种想象会随着音乐风格的不同而发生改变，音乐能到达患者深层的内心世界，并使患者产生共鸣。在伴随音乐的想象中，治疗师可以对患者进行语言上的引导，比如可以引导患者想象走在洒满阳光的海滩，波光粼粼的海水浸湿双脚……也可以带领患者在仔细聆听音乐后，共同探讨音乐带来了怎样的画面。在团体治疗中，因为治疗对象人数较多，且每个人对音乐的体验是不同的，所以治疗师很难在音乐进行过程中用语言进行引导，因此团体治疗的音乐想象一般是在音乐结束后，患者向治疗师描述想象的内容和画面，再共同探讨其意义。而在个体治疗中，是可以在音乐进行中有充分的语言交流的，治疗师可以随时用语言来进行引导和推动。

音乐想象的开展可以有两种方式，第一种是主动权在治疗师手中，另一种则是在治疗对象手中。当主动权在治疗师手中时，他会引导和控制音乐想象的全过程，从选择什么音乐，到设计想象的情景，再到总结，都是由治疗师来进行引导的。这种方式适用于较浅层次的干预，想象的内容往往就是帮助患者回忆起美好的过往，感受优美舒适的自然风景等，以此来帮助治疗对象减轻心理压力，缓解焦虑烦躁的负面情绪，帮助他们建立安全感，体验积极的情绪。这种形式经常运用于单纯地依靠音乐来进行放松的训练中，主要目的是帮助治疗对象缓解心理的不适和痛苦，增强困难面前的应对能力，提升自我力量。出于这个目的，治疗师一般会选择结构较为简单的、旋律线条舒缓的、风格趋于柔和的音乐。

而当想象的主动权在患者手中时，治疗师不会对他们进行想象的引导，整个过程都是由治疗对象自主开展自由的联想与想象，当然过程中治疗师会在关键的时候给予提点，整个过程里治疗师的主要责任是陪伴，并推动和深化治疗对象的想象深度和情绪反应。这种形式一般使用在深层次的心理治疗过程中。治疗对象在自己的主导下感受音乐带来的丰富的想象体验，发泄内心的痛苦与悲伤情绪，与潜意识的另一个自己进行对抗，在这个过程中逐步重新认识自己，获得人格的再次成长。在这种情况下，治疗师通常选择结构复杂，充满矛盾冲突和复杂的情绪特点的交响乐作品。

5. 音乐精神减压

音乐精神减压与上述提到的音乐回忆、想象是有区别的，它不是单纯地通过听音乐来达到身体和精神放松的目的，而是在一个被称为"转换状态"的精神状态中发挥作用，能够让自己的身体做到深度的放松，精神得到充分的舒展，从而让心理压力得到缓解或者释放。研究表明，音乐可以有效地发挥减缓心跳及改变脑电波的功效，进而使人体完全放松，如此一来神经系统能恢复平衡状态，同时也能加强周期性调和作用，舒缓压力。所以音乐治疗中涉及的音乐精神减压，是在人处于边缘状态下进行的一种让人身心深度放松的心理减压方法，是通过音乐冥想，来体验自我生命的美感，丰富内心世界的想象力和创造力，在音乐的助力下帮助患者让紧张的身体放松下来，让他们能从积极的角度去认识和对待自己的生活和需要面对的问题。

二、再创造式

再创造式音乐治疗，又叫参与式音乐治疗，从这个名字就能看出，这种形式的治疗不仅是引导患者进行聆听了，而是要带领他们亲身参与到音乐活动中去。根据不同的治疗需求，对音乐作品开展再创造性的加工，从而达到音乐以外的治疗目的。这种形式主要包括演唱演奏和音乐技能学习两类。在音乐活动中，治疗对象不要求受过专业的音乐学习，不需要具有任何音乐技能。不过如果在团体治疗中，有患者恰好掌握了某种音乐技能，当然是锦上添花的好事。根据治疗目的和所依据的理论不同，音乐演奏、演唱的治疗活动可以是非音乐性的，即活动的目的不在于音乐，演奏、演唱出来的音乐是否好听无关紧要；也可以是音乐性的，即活动的目的在于音乐，要求治疗对象的演奏演唱好听，具有相对较高的艺术性。同样，根据治疗的目的不同，音乐技能的学习目的可以是非音乐的，也可以是音乐的。音乐技能学习通常以个体治疗的方式进行，而演奏演唱虽然可以用于个体，但更多地用于集体治疗。

　　不管是演唱还是演奏，抑或是技能的学习，在治疗中开展的音乐活动里，在乎的应该是活动的过程。治疗师要关注的是治疗对象演唱、演奏和感受音乐的情况，并且在治疗过程中，要提醒并督促治疗对象融入集体中去，不能出现反团体的想法甚至是行为，要帮助他们在团体的音乐活动中扮演属于自己的角色，要鼓励他们大胆地去和同伴合作。试想如果在治疗中，治疗对象不遵守要求，抗拒与同伴合作，只想去展现和表达自我，比如在合唱时不愿意按照统一的强弱要求，将自己的声音突出在团队声音之上，在演奏乐器时不按照统一的节奏和速度来，明显比其他人要快，那么整个团体的音乐治疗活动就无法继续开展下去。面对这种情况，治疗师当然不能指责他，而是可以根据个人的特殊要求与其商量，在完成眼前的音乐活动后，再去安排他喜欢的音乐，或者以他的喜好来创作一个新的音乐会活动，由此来鼓励他尊重团体意见，并学会和他人配合。这种处理可以让治疗对象感到被重视、被需要，帮助他减少反社会的行为，学习友好地相处。

还有一种情况，就是学习音乐技能是音乐治疗活动的主要目的，那么治疗对象就需要克服来自生理或者是心理上的障碍去学习音乐的技能。比如一名患有自闭症的儿童，他很恐惧与同学交往，不愿意参加任何集体的活动，无论是心理发展还是智商的发展都受到了很大的影响。但是，这名儿童却表现出了较高的音乐天赋，他的节奏感和音乐感都很棒，于是音乐治疗师开始教他弹钢琴，儿童在专业的指导下，充分绽放天赋，钢琴演奏水平提升很快。在治疗师的建议下，他加入了学校合唱团，并成为钢琴伴奏，在和合唱团共同排练和演出的日子里，他逐渐融入集体中，自卑心理被解除，也建立起了正常生活的自信心，人际关系也逐步正常了。

由此可见，治疗对象在演唱、演奏等音乐技能展示中，不仅能收获成就感，还能帮助他们融入集体生活里，并在和同伴相处中摆脱自卑感，增强自尊心。而他们学习音乐技能和学习其他东西是一样的，都是不断地发现问题并解决问题，在一次次克服困难中收获到成功的体验。当然，学习音乐的过程和其他学习是存在区别的，它是可以伴随轻松愉悦的感受的，可以提升治疗对象的学习动机和抗挫折的能力。治疗对象最终会把自己在学习音乐过程中所获得的成功经验泛化到日常生活中去。

三、即兴演奏式

即兴演奏式音乐治疗在欧美国家有着较高的应用度，这里的"即兴"不是传统意义上的即兴演奏，不要求参与者接受过专业的音乐学习和训练，在过程中基本是使用操作简单的打击类乐器，比如沙锤、鼓、三角铁、木琴等，而治疗师多用钢琴和吉他进行伴奏。从治疗对象选择的乐器，到演奏中的行为表现，都能观察出治疗对象不同的人格特点与习惯。在即兴演奏过程中，在同伴之间互动基础上，会出现"和谐—冲突—新和谐"的一般规律，从而达到相应的治疗目标。

即兴演奏式的音乐治疗多采用团体的形式，在开展团体治疗前，可以先要求治疗对象围坐成一个圆圈，将各类乐器放在圈中，让他们在了解和熟悉所有乐器的演奏方法和音色的基础上自己选择心仪的乐器。治疗师可以通过观察他们对乐器的选择，来判断治疗对象的人格特征，他们在与人交往中的角色定位，以及他们准备在演奏中处于怎样的地位。比如选择普通且演奏音量小的乐器的往往是不善于主动交往的，选择体积大且演奏音量大的乐器的往往是有较强的支配欲的人，而选择乐音乐器的往往是内心有着强烈表达欲望的。

音乐治疗中的即兴演奏可以由治疗师或治疗对象来确定一个主题，大家根据对主题的理解来进行演奏，也可以是没有主题的，完全自由发挥。像这样的团体音乐治疗是需要有志愿者参与其中的，因此演奏一般由志愿者带头开始，而其他人在任何时候都能进入演奏中。演奏是随心所欲的，但在志愿者的引导下，大家会不自觉地调整演奏的速度、音量和节奏，在音乐中找到自己的角色和位置。而在这个过程中，每个人的性格特点和人际交往状况展露无遗。没有主见的人一般是跟随其他人的节奏或者表现形式，表现出较大的依赖性；控制欲较强的人会试图用大声敲击的方式来左右音乐的速度或者节奏；有反社会行为倾向的人会故意制造出噪声，意图破坏团队已经建立好的表演模式。

因为团队成员不一定具有音乐学习经历，也没有较高的音乐理解或者表现力，所以即兴演奏出来的可能是融合悦耳的音乐，也有可能是毫无章法的噪声。这个结果能直接体现出团队的人际关系情况，因为一般情况下，一个新组建的团队，刚开始时互不认识，大家出于礼貌会压制住自己的个性，尽可能与他人进行友好的配合，所以起初的音乐听起来是比较和谐的。在逐渐熟悉环境和团队成员后，就会将本身的个性特点慢慢展现出来，矛盾也会显露，每个人都想表达自己的个性，所以演奏出来的音乐就不如刚开始那般和谐动听了。但人人都向往美好的事物，对音乐的表现也是如此，杂乱无序的音乐是刺耳的、难听的，这显然不能被大家接受，这时在治疗师的引导下，团队成员开始意识到自己的问题，尝试调整自身来适应集体，所以在最后音乐又会重新回到融合悦耳的状态。

治疗活动的过程是帮助治疗对象调整不适当行为习惯的过程。每次演奏结束后的自我反思是不可缺少的，治疗师会在演奏之后引导所有人对自己和同伴进行评价，这是正视自己的问题和学会用恰当方式指出他人问题的必备环节，是帮助患者建立良好人际关系的好机会。自我反思是在治疗师的引导下开展的，团队成员在引导中学习如何改变自己的不适当的社会行为，与他人和谐地相处。

第五节 ｜ 幼儿教师的音乐团体心理治疗

幼儿教师的心理健康水平直接影响着幼儿教育的质量，也与教师的个人发展有着密切联系。音乐团体治疗能够帮助幼儿教师以健康的心态来面对工作和生活中的困难与挑战。

一、音乐团体心理治疗前的评估

无论是针对幼儿教师的音乐团体治疗还是针对其他群体的音乐团体治疗，在治疗前都要对参与治疗的人进行有效的评估，要收集和整理参与者的资料，这是为顺利开展治疗所做的前期准备。

（一）确定参与者对音乐治疗的认可度

音乐团体治疗是众多团体治疗中的一种，治疗前评估的第一步是确认即将加入这个团体中的成员是否能接受以音乐为媒介的治疗方式，是否愿意活动以团体的形式展开。因为尽管很多人对音乐感兴趣，对音乐治疗好奇，但并不代表他们真正了解音乐治疗，而且团队中每个人的症状不一样，会有同质和异质的区分。

身为治疗师需要考虑到的几个问题就是：参与者现阶段需要解决的问题是什么？参与者对音乐治疗有哪些方面的了解？参与者曾经是否接受过其他类型的心理治疗？参与者生理状况如何？

因为本研究主要针对幼儿教师团队，所以在开展团体治疗的时候，会对参与者进行分类，将有着同样困扰的幼儿教师放在一个团体，确保针对性更强。那究竟哪些幼儿教师适合开展音乐治疗呢？

1. 对音乐非常敏感的幼儿教师

音乐治疗并不是让患者通过治疗的过程来提升音乐能力，音乐只是治疗的一种手段而已，不过本身对音乐感兴趣的人可能会更倾向于音乐疗法。有的人天生对音乐就很敏感，听过一遍的歌曲能很快哼唱出旋律，甚至能记住歌词；有的人会在非音乐的场合即兴演唱几句。幼儿教师的工作中是无法缺少音乐的，从幼儿入园到开展日常活动，再到进餐和入睡，很多环节都是在音乐的陪伴下完成的，所以音乐治疗应该是能被大多数幼儿教师所接受的。

2. 不善表达的幼儿教师

幼儿教师尽管是一个需要时刻与人打交道的职业，但这并不代表所有的幼儿教师都是外向的性格，任何时候都能自如表达。当与人打交道是一种职业要求不得不做时，更会增加人的交流负担。所以音乐治疗是可以针对不善于或者不喜欢自如表达自己的幼儿教师的，通过音乐治疗，幼儿教师用独特的方式来反应和交流，也能够让治疗师在不知不觉中走进他们的情感世界。

3. 易怒情绪的幼儿教师

众所周知，幼儿教师是长时间和孩子待在一起的职业，学龄前的儿童认知水平低、活泼好动、好奇心强，他们每时每刻都会有许多新奇的问题来问老师，也会制造各种意想不到的状况，比如打架、尿裤子、哭闹等，这些都需要教师有着极大的耐心去面对和解决。但是对于本身脾气就暴躁的教师来说，这些状况是非常大的考验。而音乐治疗能够为易暴躁的教师提供一个发泄的途径，能够有效帮助他们改善易怒情绪，学会调适心态，以更佳的状态投入工作中，这不仅有利于教师和幼儿相处，更有利于教师完善自身。

（二）治疗师和团体成员建立关系

当参与者即将走进一个陌生的环境，和不太熟悉的同伴组成一个临时的新团体时，内心或多或少都会有些许紧张和不安，所以治疗师和参与者的第一次见面就要让他们感到友好、真诚与轻松。当治疗师表现出足够的耐心和包容，或者伴随着一定的幽默感时，双方就能很快建立起相互信任的关系。那么身为治疗师，该如何快速和参与者建立起良好关系呢？

第一，要向来访的幼儿教师介绍自己，并帮助他们放松心情。第二，仔细聆听他们的意见和想法，听完后不作任何的主观评价。第三，在了解教师的治疗意图后，可以问一些和治疗相关的问题。第四，在和教师交谈中了解他们喜欢什么类型的音乐，比如欧美流行还是古典浪漫的，喜欢哪个音乐家或者歌手。第五，第一次见面是了解问题，所以治疗师在交谈中哪怕发现了问题也不要希望马上去解决，而应该把机会放在随后的阶段性的治疗中。

（三）治疗师收集幼儿教师的资料

音乐团体治疗师所需要的资料可以来自不同的渠道，包括来访者本人、家人、同事、领导等经常与之相处的人，收集资料不是窥探隐私，而是为了更好地了解来访者，以便提供最合适的音乐治疗服务。收集参与音乐团体治疗的幼儿教师的资料可以包含以下几方面：现在的健康状况；身体协调能力和活动耐力；专注力、理解力、记忆力等认知方面的能力；情绪稳定性；人际关系、自我表达、自我控制等能力；语言、肢体表达等沟通能力；与家庭成员的关系；有哪些兴趣爱好。

（四）组建音乐团体治疗团队

就医院和社会上组织的团体治疗来看，团体的方式是有较大优势的：首先是患者花费不多，相对个体治疗，治疗师能同时面对多位来访者，可降低来访者的经济压力；其次是心理治疗往往要解决的是在社会环境中形成的心理问题，所以音乐治疗师能够为团体成员创造一个有安全感的小型社会支持系统，帮助成员解决他们在社会中遇到的问题，从而更有效地面对现实生活。

在组建团体时首先要根据成员的年龄和临床症状进行分组，来确定能够进入治疗小组的有哪些人员。如果团体成员都是幼儿教师的话，可以按照年龄分小组，也可以根据他们类似的心理问题来分组。其次要考虑治疗设置是长期还是短期的。如果团体成员是儿童、学生或者是有固定工作的成年人，那么就能保证在较长时间内、在规定的时间开展治疗活动，就可以考虑制定长期目标。但对于流动性较大的对象，就更适合制定短期目标。本研究针对工作较为稳定的幼儿教师，且团体组成人员为一个幼儿园或者几个幼儿园的老师，人员相对固定，所以针对他们可以制定长期治疗目标。最后是结构化水平。音乐团体治疗往往由不同方式组成，有的是在治疗师的指导下，有计划地引导小组完成活动。最常见的就是帮助成员提高社会交往和互动能力，帮助成员学习如何做选择、做决定，为他们提供再学习的机会等；也有的采用非指导性的方式，全程不对团体活动提出意见，而是鼓励成员自己发现和解决问题。

二、音乐团体心理治疗的活动类型

如今音乐团体治疗已经发展得很成熟了，因为音乐本身就是一个富含魅力的艺术媒介，是日常生活中人们不可缺少的娱乐元素，是能带给人们欢乐和轻松的。所以当音乐作为治疗的媒介运用于团体治疗时，原本治疗师与患者的互动关系就演变成了治疗师、患者和音乐的互动模式。在团体治疗中经常用于治疗活动的音乐包括歌唱类、演奏类和律动类等。

（一）歌唱类

针对不同的治疗目的，治疗师选择的音乐治疗内容和方式都是不同的。声音是人类最自然的乐器，歌唱是人类最原始和最自然的社会沟通方式。为了增进团体成员间的了解，帮助尽快建立信任的同伴关系，最常见使用的方式就是用嘴巴来表达诉求和想法，而在音乐中用嘴巴来表现的最常见方式就是歌唱了。在团体活动中，声音的互动是最能恰当表达内心情感的途径，每个人都自带了一个乐器——嗓子，因此歌唱是所有人都会使用的音乐表现方式，也是最容易的方式，对幼儿教师而言也不例外。在音乐团体治疗中让教师们放声歌唱，是为他们创造了一个自我表现的机会，有助于他们排解心中的苦闷和怨气，让他们的内心重新获得能量，并恢复到积极正面的精神状态中。根据幼儿教师喜欢的歌曲类型，选择简单容易上口的合唱作品，提升团体的凝聚力，让大家在成功完成作品演唱中享受到彼此支持、互相接纳的幸福感，从而提高治疗的效果。

在音乐团体治疗中，歌唱是始终贯穿治疗的方式。可以从唱歌开始相互认识，在歌唱中进行游戏互动，又用歌唱结束每一次的治疗。研究表明，歌唱是最易于调动积极性的，能够让彼此迅速放下戒备心，投入刚组建不久的集体中去。

在幼儿教师的团体治疗里，可以选择他们日常工作经常用于幼儿身上的歌曲，让教师在模仿幼儿的过程中增加治疗活动的趣味性。但是，歌唱治疗也是有要求的，不能让团体成员过于随性地表现，比如治疗师为了训练成员的团队协作意识，在演唱有声部合唱作品时，为了达到和谐动听的演唱效果，要求团体成员不能只顾自己开心而大声演唱，要学会边唱自己的声部边认真聆听其余声部，要学会让彼此的声音形成一个和谐的效果。这个过程本身就是一种交流，是可以投射和泛化到生活和工作中去的，是在帮助幼儿教师掌握人际相处的道理和技巧，教会他们在面对团队合作时应该怀有怎样接纳和包容的心态。

（二）演奏类

演奏乐器是音乐表现的另一种常见的方式。音乐治疗中的乐器演奏相比日常生活中的乐器演奏，最大的区别就在于使用的都是简单且容易操作的乐器，以打击乐器为主。因为参与音乐治疗的人不一定都受过专业音乐训练，所以音乐治疗中乐器演奏的目的不是为了学会演奏或者某种音乐技能。

幼儿教师这个职业本身是要求掌握一些乐器演奏的，比如钢琴、奥尔夫乐器等，所以治疗师针对这个特定对象的乐器演奏设计治疗活动时就可以设计一些稍微有点难度的即兴演奏，而活动的最终目的就是通过团体成员和乐器的互动，来发现成员投射出的身心状态。治疗师在活动中要认真观察现场的演奏和即兴，当团体成员在其中表现出的状态和平时看到的正确演奏的音乐学习者的理性状态不同时，就要明白这反映了演奏者当时的情绪意识，是演奏者此刻内心深处未加修饰的真实情感表现。治疗师要鼓励幼儿教师在即兴演奏中放下心中戒备，将心中美好的或者不美好的情绪用演奏表达出来，这都是让治疗师更清楚发现问题的方式。在治疗中，音乐本身就是为了配合团体成员的情绪而服务的，治疗师同样用乐器演奏的方式，配合成员的情绪给予回应，让大家在演奏中锻炼肢体，释放负能量，促进彼此互动，矫正不正确的行为模式，学会健康表达。

乐器演奏和歌唱不一样的地方就是，它是需要敲击发出声响的，且声音比歌唱的声音大且嘈杂，如果治疗师引导不到位，很容易造成现场声音混杂，所以需要注意几种情况：

其一，幼儿教师一般具有较好的节奏感，能够熟悉各种常见的节奏型，但是他们不一定对音乐治疗中的即兴演奏有正确的理解，所以治疗师首先要制定活动的规则，即兴演奏不等于乱演奏，而应该是建立在同样的拍子、节奏型或者速度基础上的。并且可以拓展即兴演奏的含义，并不局限于用乐器的演奏，可以将团体成员日常发出的节奏作为演奏的内容，比如走路、鼓掌、碰击桌椅等发出的声音都可以作为主题，日常的声响更能激发幼儿教师的兴趣，使其更愿意积极参与其中。

其二，治疗师不能让幼儿教师感到压力，治疗中的即兴是单纯的演奏，不带有任何音乐情感要求的。治疗师要用通俗易懂的话语让成员知道要求，既要做到统一、层次、力度，又要区别于专业演奏，这就需要治疗师有良好的沟通技巧和方法。

其三，治疗师要充分体现示范性。哪怕幼儿教师理解了要求，也能够用良好的节奏感来表现要求，但是往往很难表现出音乐感。尤其在团体成员相互间不太熟悉的情况下，演奏出来的大多是平淡的曲调，不管是音量还是速度都体现不出激情的表达，这时候就需要音乐治疗师给出激情的示范，不仅告诉成员该如何完成，还要帮助大家放松下来，投入治疗活动中。

（三）律动类

跟随音乐摆动身体是人对音乐的本能反应，在音乐团体治疗中采用肢体动作的方式也是比较常用的治疗手段，且往往搭配着音乐律动来达到舒展身体的目的。治疗师会根据音乐风格设计简单的律动动作，并配合游戏来促进团体成员活动身体，也增进相互的互动交流。肢体律动类型的音乐治疗对于提高幼儿教师对社会和职业的适应能力，发展肢体协调能力，以及学会如何进行身体放松等方面都有一定的益处。

音乐治疗师可以带领幼儿教师跟随音乐起舞，并不需要展示优美的舞姿，只是轻轻摇晃身体或者有节奏地绕圈即可。整个过程不需要有专业的动作或者舞蹈技巧，律动中的动作一般由前后左右、上下和对角七个方位构成，形式大致有：没有具体要求的即兴律动和有要求的律动，也就是舞蹈。有要求的律动能够有明确的律动目标，即兴律动更强调的是创造性和自我表达，不管哪种形式都是为了给幼儿教师提供一个社交的机会，帮助他们提升非语言的社交技巧，比如眼神交流和肢体交流。对于律动的音乐最常用的是无歌词的纯音乐，能让参与者有更多的自由感受和想象的空间。

三、音乐团体心理治疗的活动设计

在音乐团体治疗里的音乐活动是治疗师最重要的实施工具，也是贯穿整个音乐团体治疗的手段之一。面对不同的团体采用的治疗方法、选择的音乐和活动的类型都是不一样的，选择的依据是什么，会起到哪些作用，都是需要在治疗开展前进行详细设计的。

（一）设计的原则

音乐团体治疗的设计要紧扣治疗目标，包括短期目标和长期目标，整个治疗过程是在治疗师的引导下开展的。音乐在治疗中起着非常重要的作用，所以在过程中，要充分运用音乐的节奏、旋律、音高、音值、音色、速度、力度等来设计合理的特定的音乐团体治疗活动，帮助在心理、行为、情绪、社交等方面存在障碍或者困扰的患者。

（二）幼儿教师音乐团体治疗活动设计

本研究在湖南省长沙县进行，选取长沙县下辖星沙、安沙、金井、青山铺、黄兴五镇中的幼儿园，其中涵盖经济发展较好地区和贫困地区，既包含具有事业编制的公办幼儿教师，也包含非事业编制的集体类型幼儿教师及民办农村幼儿教师。治疗师从教师最需要提升的沟通技巧、社交水平、学会放松等方面开展音乐团体治疗活动。

1. 提升沟通技巧的治疗活动

所谓沟通技巧，是指人利用文字、语言、肢体语言等手段与他人进行交流的技巧。沟通技巧涉及许多方面，如简化运用语言、积极倾听、重视反馈、控制情绪等。良好的沟通技巧对幼儿教师而言非常重要，因为无论是幼儿，还是同事、院长，抑或是家长，都是幼儿教师每日无法回避的沟通交流对象。

沟通的目的无非就是让对方理解自己传达出去的信息和

情感，当对方能够给出积极回应时就表明沟通是有效的。提升沟通技巧就是要明白对方想听什么，要通过认同、赞美、询问需求的方式实现，并以对方感兴趣的方式表达，如幽默、热情、亲和、友善。倾听时，用对方乐意的方式倾听，积极探询对方想说什么，设身处地、不要打断，并积极回应、鼓励表达；要能控制情绪适时回应与反馈。

（1）开展沟通能力测试

要求：完成 20 道测试题，如果做肯定回答，选择"A"，反之选择"B"，每选择一次"A"，计 1 分。

题　号	测试题	作　答
1	你在工作中，是否喜欢结识新同事？	
2	你是否喜欢举行朋友聚会？	
3	你是否喜欢团体旅行？	
4	你在火车上主动与陌生人攀谈吗？	
5	你高兴见到多年没见的朋友吗？	
6	你会不会和一个你不喜欢的人来往？	
7	你喜欢热闹的地方而不是冷清的地方，对吗？	
8	你是否记得大部分老朋友的名字？	
9	你周末不喜欢独自在家而喜欢和朋友到热闹的地方去，是吗？	
10	你是否喜欢热闹的娱乐场所？	
11	集体出去玩，你会成为活跃气氛的人吗？	
12	你很喜欢参加游戏，而不在乎输赢吗？	
13	你喜欢和不同的人接触吗？	

（续表）

题　号	测试题	作　答
14	你家经常有很多的朋友来吗？	
15	你用书信联系超过打电话联络，对吗？	
16	你并不喜欢某些人，但你还是会寄祝福卡片给他们，对吗？	
17	你比较喜欢交朋友吗？	
18	你喜欢和不熟悉的人来往吗？	
19	如果在一个房间全是你不认识的人，你会觉得无聊吗？	
20	你喜欢和小朋友玩吗？	

评价分析：

得分情况	测评结果
12—20分	说明受试对象是个标准的"沟通专家"
6—11分	说明受试对象沟通能力一般，能够与人交往，而独处也不会感到寂寞
5分以下	说明受试对象的沟通能力较差

（2）制定方案

选取测试得分8分以下的幼儿教师组成团队，针对沟通技巧的提升制定如下方案。

方案一：

所需材料：各种乐器。

活动要求：参与音乐团体治疗的幼儿教师自行推荐一名成员去寻找宝物，宝物是成员身上的某件物品，如手表、项链、唇膏等比较小的物品。负责找宝物的成员先在门外等候，室内的其余团体成员商量藏什么样的物品，藏在何处，但是所藏之处不能是某人的衣服口袋、随行背包等私人物件中。待藏好后，成员再讨论待会儿寻宝的成员开始寻找时大家演唱什么歌曲，如何分配乐器等事情。当寻宝的教师开始寻找时，其余成员会用歌声和乐器演奏的声音来引导他，当他越靠近所藏物品地点时，大家演唱和演奏的声音就会越小，当他越远离所藏物品地点时，大家的声音则越大。在团体的配合下，最终帮助寻宝的教师找到宝物，而每位成员都要分享自己在整个过程和找到后的感受和启示。

活动过程注意事项：这项音乐治疗活动最重要的部分是规则的传授和遵守，同时要引导团体成员共同讨论协商，比如谁做寻宝物的人，谁负责藏物品等，这些角色都以自愿为第一原则，且治疗活动的全过程都是用非语言的提示和引导。

方案二：

所需材料：打击乐器。

活动要求：团体成员可在室内自由随意走动，但是不要相互碰撞到，治疗师用鼓敲击节奏，团体成员跟随节奏改变速度，并随着节奏型的变化，调整和变换步伐。在所有人熟悉后，治疗师可以再次进行调整，比如将每个小节的某一拍都改成休止，也就是鼓声会停止，并要求成员在休止的时候停下脚步，用拍手代替脚步。在反复完成几次后，可以将拍手的动作换成用嘴说、捻指或者跺脚等。

活动过程注意事项：整个活动的步骤按顺序来，循序渐进地进行，保证每个团体成员都能跟上；开始时，团体成员会有些紧张和不确定，音乐治疗师要随时关注团体成员的状态，在大家都能自如随意地在空间里走动后，再加上鼓声；每一次停顿时只换一种声势，并有提醒，等到大家都自如后再完整地连起来做；做完前面的暖身活动，大家有联结了，团体氛围调动起来后才能去主动问好，从而达到交流的目的。

方案三：

所需材料：音乐；小皮球；写有各种问题的纸；装纸的盒子。

活动要求：治疗活动开始前，治疗师先在纸上列出各种不同的问题，有关于喜好的，比如"你最喜欢的运动是什么？"；有关于情绪的，比如"最近让你开心的事情是什么？"；有关于性格的，比如"你觉得自己是什么气质类型？"；等等。然后将写着问题的纸条放到盒子里。活动开始时，治疗师要求幼儿教师围成一个圈，并盘腿坐下，在音乐声响起时，小皮球在成员中传递，可以是抛给其中一个人，也可以是按顺序传递。当音乐停止时，拿到皮球的成员从盒子里抽出一个问题并读出来，再当着大家的面回答问题。每个成员都要有抽到纸条并回答问题的机会。

活动过程注意事项：这项治疗活动是帮助幼儿教师正视自身的问题，并提升解决问题的能力。纸盒里是常见的生理和心理方面的问题，有的成员在抽到时，不一定愿意面对或者回答，治疗师要进行积极的引导，并要求其他成员仔细、认真聆听，不能嘲笑和打断，必须给予答问题的同伴基本的尊重和理解。治疗师要将被动回答变成大家希望拿到球，积极参与到交流中。

方案四：

所需材料：皮革类打击乐器；散响类打击乐器。

活动要求：皮革类打击乐器发出的声响较大，比如手鼓；散响类打击乐器发出的声响较小，比如沙锤。此治疗活动的第一步是分配乐器，按照乐器音量大小对半分，然后小组讨论选择一首熟悉的歌曲，边演唱边用分到的乐器进行伴奏，在演唱和演奏过程中要听治疗师的指令变换音量大小和速度，尤其是使用皮革类乐器的成员要更加控制手上的力度，才能确保表现出来的音乐情绪和要求一致。

活动过程注意事项：这项治疗活动是要训练团体成员相互包容和接纳，使用皮革类乐器的成员在弱音量时需要控制力度才能做到弱下来，使用散响类乐器的成员在强音量时需要用很大力气才能做到强上去。同时，在过程中一定要听从治疗师的指令，不能随意进行速度和力度的变化，这样才能让自己演唱和演奏的声音与团体融合起来。

（3）团队实施情况分析

① 问卷情况

本组共发放问卷 60 份，回收 60 份，秉着本人自愿的原则，最终选择了 12 名教师加入治疗团队。12 名教师均为女性，分别来自 6 所幼儿园，测试分数在 6—8 分之间的有 5 人，9—11 分之间的有 4 人，5 分及以下的有 3 人；20—25 岁 5 人，26—30 岁 4 人，30 岁以上 3 人；公立幼儿园 7 人，私立幼儿园 5 人；城市幼儿园 4 人，乡镇幼儿园 8 人。12 名幼儿教师的测试结果如下：

序号	1—5 题	6—10 题	11—15 题	16—20 题	总分	测评结果
1	3A	2A	2A	3A	10	一般
2	2A	2A	3A	3A	10	一般
3	3A	3A	3A	1A	10	一般
4	2A	3A	2A	2A	9	一般
5	2A	2A	3A	1A	8	一般
6	3A	2A	2A	1A	8	一般
7	2A	2A	2A	1A	7	一般
8	3A	1A	2A	0A	6	一般
9	2A	2A	1A	1A	6	一般

序号	1—5题	6—10题	11—15题	16—20题	总分	测评结果
10	1A	2A	1A	1A	5	较差
11	2A	0A	1A	1A	4	较差
12	1A	1A	0A	2A	4	较差

② 访谈情况

治疗师与12名教师开展了"一对一"访谈，在问卷基础上深入了解造成沟通问题的成因。序号1—3的教师测试分数均为10分，属于"沟通能力一般"中情况较好的，且3人都有强烈的提升愿望。比如2号教师在工作中数次因为不恰当的表达而和领导、家长产生过争执，尽管事后非常懊悔，也会自我反思，但效果不佳。序号4—9的教师测试分数在6—9分之间，属于"沟通能力一般"中不太理想的，其中4号教师的首要困惑是面对首次见面的家长时很难建立初步的信任关系，尤其害怕家访时同时面对几个家长。而5号教师的首要困惑是并不喜欢和小朋友接触，原因是她实习期间遇到了孩子就餐时将大便拉在了裤子上的情况，这让她对幼师产生了恐惧，却又在毕业后不得不从事这份职业。序号10—12的教师属于"沟通能力较差"，其中得分为4分的两位教师有很多相似之处，性格都很内向，且家境都贫寒，这两人也是12人中最迫切希望提升沟通能力的。

③ 实施情况

本组治疗活动周期为6周，每次45分钟，地点选择在了 1 号教师所在幼儿园的艺体教室。在正式开展团体治疗前的破冰环节中，序号 1、2、3、4、6 号教师适应性较强，能很快接收治疗师的信息，并积极投入其中。其中 2 号教师性格最为外向，自我介绍环节由规定的 2 分钟延长至了 5 分钟，其间因为频繁说出"然后""其实"等词语而笑场。从其语言表达可看出，2 号教师不惧怕与人沟通，但是因为逻辑思维较混乱，容易让对方难以明确她要表达的主题和观点，这也是 2 号在访谈中提到的数次和家长、领导在沟通中出现状况的原因。

本组最需要关注的是两位得分为 4 分的教师，治疗师在破冰环节就引导大家相互包容，不强求表达意愿不强的成员去展现自己，受访者可以选择聆听或者简短表达。只有基于充分尊重每个个体的团体治疗，才能够按计划并高质量执行下去。

以上罗列的四种方案是针对本团队成员所制定的，但是无论是测试题还是访谈，都只能判断出成员的沟通能力情况，而在团体治疗中，会暴露出除沟通能力之外的种种问题。就如方案一中，需要通过大家的配合产生有强有弱的声响，来指挥找物品的成员找到所藏物品，在第一轮商量藏什么物品和藏在何处时，团队就产生了分歧，从中能看出 5 号教师性格中较为强势的部分，她希望藏在教室中非常不起眼的角落，当遭到其余成员反对后，她表现出了不开心和消极的情绪。治疗师及时进行了引导，强调团体活动的目的不是为难同伴，而是在参与中实现共同的目标。这只是一个小插曲，但由此能向成员表明，要实现提升沟通能力的目的，配合与包容是伴随始终的。

6 周的团体活动结束后，治疗师和志愿者组织 12 名教师再次进行了访谈。现选取两名教师的治疗后心得：

3 号教师：尽管自己早已意识到在与人沟通方面存在问题，但在做测试的时候，内心还是担忧的，担心自己真的有"问题"，并害怕是难以解决的"问题"。在和治疗师交谈中逐渐打消了顾虑，治疗师告诉我心理不适和感冒发烧一样，对症下药就能得到解决，但首要的是自己要接纳并愿意接受外界的帮助。对于从读书起就困扰我的问题，我想勇敢面对并解决，让自己在和孩子、家长、同事、领导相处时能思路清晰地自如表达。刚进入团队时，我本能地坐在自己认为最不起眼的地方，但实际上，大家围成圆圈，治疗师坐在圆心，所以无论我坐在哪里，距离治疗师都是一样的。在治疗师和志愿者的鼓励下，我尝试在活动中真实表达观点，刚开始很难，一是不好意思说，二是习惯了没有主见。直到大家选我做活动领导者时，我才"被迫"组织了一轮活动。现在回想起来当时非常紧张，但大家给予我的信心让我终于较成功地完成了任务，原来主动表达没有想象中那么难。

　　8号教师：我的性格很内向，因为初中成绩一般，进普高机会渺茫，班主任就推荐我考五年制的学前专业。大专的五年里，我学习了很多身为幼儿教师必须掌握的知识和技能，但因为内向，我基本没有参加过学校的活动，看到同学们活跃在舞台、社团，内心是很羡慕的。实习期间因为我勤奋肯干，实习幼儿园的前辈很喜欢我，让我很有成就感，可不善言谈却也是一个致命伤，它让我在教研活动、家长会等需要面对很多人的场合，总因为紧张而无法准确展现自己。让我最有挫败感的是一次处理儿童之间打闹纠纷时，被抓伤孩子的家长大声责问我，这样的能力怎么混进教师队伍的，一句责问让我鼓起勇气想要说出来的劝说的话都憋回去了，并感到非常难过和无助。最终教导主任出面解决了矛盾，但我意识到，想要在幼教行业做下去，就要解决这个困扰多年的难题。我很忐忑地走进访谈室，可看到治疗师热情的笑脸时，很多顾虑瞬间就被打消了，我觉得可以试一试。刚参加团体治疗活动时我完全不会主动表达意见，别人怎么做我就怎么跟着来。治疗师和志愿者很尊重我，让我遵循内心的意愿，这反倒让我不排斥。终于在一次活动中，我主动要求承担领导者的角色，并成功完成了任务。我永远记得大家给我的掌声和拥抱，他们帮助我跨出了真正改变自己的那一步。

（4）个案分析

① 个案对象

研究组对长沙县金井镇某乡镇幼儿园（公立）的张姓教师进行了治疗前后的对照关注。张老师，女，现年 21 岁，湖南汨罗人，2021 年毕业于长沙幼儿师范高等专科学校，目前月薪 3850 元（包吃，有五险一金）。张老师生活在人口较多的农村家庭，兄弟姐妹四人，她排行老二，上有一个姐姐，下有一个妹妹和一个弟弟，父母常年在外打工，她和兄弟姐妹与爷爷奶奶生活在一起。初中毕业时，为了减轻家庭经济负担，她没有读普高而是选择了学前专业的大专院校。

通过分析张老师填写的量表，她只在第 5、8、19、20 四个题目中选择了答案 A，可以初步判断她的沟通能力不高。通过面对面交谈，能感觉到她性格内向，不善言谈。她说，当初之所以选择幼师专业，一是因为录取分数不高，二是家人说幼儿园老师工作环境比较单纯，就是每天和小朋友打交道。但是接触后她发现，这个工作每天要面对的不仅是孩子，还有家长、同事、领导等；每天面临的不仅有孩子的吃喝拉撒，还有家长的疑惑、同事之间的沟通、随机的加班等各种繁琐问题。加之性格内向，张老师处于不善于交流却又不得不交流的矛盾困境中。

② 个案对象在治疗中的表现

张老师本人有强烈的改变自己的意愿，因此在最初进入团队时，尽管表现得很拘谨和不适应，但在破冰环节，她在志愿者的带动下能够勇敢地向大家介绍自己并说出改变的意愿。

在方案一的执行中，治疗师让大家共同商量人员安排，可能因为张老师在本组年龄最小，大家优先听取她的想法，而她的回答是"随便"。有的成员试图说服她大胆表达，但被治疗师制止了，因为融入一个新的团队，并愿意主动积极参与其中，对本身沟通能力较差的人而言是很大的挑战，不可过于强求。在第一轮的活动中，张老师没有发表自己的想法，却能很好配合其他同伴，让寻找物品的成员在 10 分钟内找到了所藏物品。在分享感受环节，她第十个发言，提到这个游戏很有趣，并对和同伴共同努力下，让找寻物品的伙伴较短时间内找到目标感到愉快。因为团队展现出的融洽氛围，让张老师感到了善意和温暖，所以在第二轮中她愿意尝试"寻找物品"的角色。不过在寻找过程中，对同伴发出的声响强弱反应不敏锐，所以用时达到了 16 分钟。在第 13 分钟的时候明显能感觉到她的紧张不安，志愿者在征得其同意的情况下，加入寻找的队伍。在第二轮分享时，治疗师请她第一个发言。她描述了刚才的心理活动，尤其在屡屡找错的情况下如何着急，不知道该如何求助，志愿者的加入让她瞬间感到踏实。

进入方案二能明显感觉到张老师比之前更放松了，因为在团队里她遇到了"志同道合"的同行和朋友，所以从方案二开始，她能较主动地承担任务了，加之，她的节奏感很好，能够轻松地跟随鼓点表现节奏。看到她的变化，治疗师临时决定增加一个环节，让张老师引领团队跟随鼓点做动作，其余人模仿她。她充分发挥了幼儿教师的特点，在动作中加入了很多动物的体态，惟妙惟肖，尤其是休止的地方更是充满了创意。对于她的大胆创新，治疗师提出所有的同伴都给予她拥抱的感谢和激励，张老师在总结时，满含泪水分享了参与中体会到的幸福感和成就感。

有了前面的铺垫，当进入方案三和方案四时，张老师逐渐褪去了刚开始时的不自在和胆怯，早早来到团体治疗地点，并且主动帮忙布置场地。治疗师诚恳地对她说："因为你的提前抵达并伸出援手，减轻了我们的前期准备压力，这个团队有你真好。"面对这样的赞赏，张老师虽然仍会有些不好意思，但她努力按照治疗师曾说过的"积极回应"原则回复对方："能帮到你们我很幸福……"方案三设计的是分享情绪和体会，旨在帮助团队成员正视性格的缺陷，找到改进的方式和方向。张老师抽到的题目是"最近让你开心的事情是什么？"她分享的就是当她获得治疗团队认可时的感受。在此之前她不可能没有收获过赞赏，但为何这一次印象如此深刻呢？全在于治疗师的认可是具体的，不是空洞和抽象的，让她感受到了自身和他人眼中的价值。

2. 提升人际交往水平的治疗活动

人际交往能力，也叫人际沟通能力，是个体借助表情、肢体动作或文字、语言等方式向其他个体传递信息的过程。一般人际交往以五个条件为基础：交往双方对于交往信息具有相同的理解；交往过程双方有积极的信息反馈；要选择合适的传播网络与传播方式；交际双方具有交往愿望和交往技能；交往过程中给予对方应有的尊重。人际交往在社会学上被理解成社会生产、生活过程中，人与人建立的社会关系；在心理学上，则是人们交往中构建起来的心理联系。

交往困境与安全困境相类似，是在社会交往过程中，人为维护自己利益而运用的方法与措施，这样会减少别人对其信任度，造成其在社会活动中遇到很多障碍，处于两难境地。幼儿教师交往困境的主要问题是在幼儿园的工作与生活活动中显现的，很大程度源于幼师与他人之间存在的不信任感和恐惧感。所以，音乐团体治疗就是要通过使用专业技巧、方法和知识，借助专业工作技巧，寻找造成幼儿教师交往困境的原因，找到有效的方式帮助他们建立积极、健康的思想，引导他们自我调节、自我控制，重新认识自我。

（1）开展人际交往水平测试

要求：完成人际关系行为困扰的诊断量表，共28道测试题，如果做肯定回答，选择"A"，反之选择"B"，选择"A"计1分，选择"B"计0分。请根据自己的实际情况如实回答，答案没有对错之分。

题　号	测试题	作　答
1	关于自己的烦恼有口难言	
2	和陌生人见面感觉不自然	
3	过分地羡慕和妒忌别人	
4	与异性交往太少	
5	对连续不断地会谈感到困难	
6	在社交场合，感到紧张	
7	时常伤害别人	
8	与异性来往感觉不自然	
9	与一大群朋友在一起，常感到孤寂或失落	
10	极易受窘	
11	与别人不能和睦相处	
12	不知道与异性相处如何适可而止	
13	当不熟悉的人对自己倾诉他的遭遇以求同情时，自己常感到不自在	
14	担心别人对自己有什么坏印象	
15	总是尽力让别人赏识自己	
16	暗自思慕异性	
17	时常避免表达自己的感受	
18	对自己的仪表（容貌）缺乏信心	
19	讨厌某人或被某人所讨厌	
20	瞧不起异性	
21	不能专注地倾听	
22	自己的烦恼无人可倾诉	
23	受别人排斥与冷漠	

（续表）

题　号	测试题	作　答
24	被异性瞧不起	
25	不能广泛地听取各种各样的意见、看法	
26	自己常因受伤害而暗自伤心	
27	常被别人谈论、愚弄	
28	与异性交往不知如何更好相处	

记分表：

	题目	1	5	9	13	17	21	25	小计
I	分数								
II	题目	2	6	10	14	18	22	26	小计
	分数								
III	题目	3	7	11	15	19	23	27	小计
	分数								
IV	题目	4	8	12	16	20	24	28	小计
	分数								

人际关系综合诊断量表测查结果的解释与辅导：

① 整体评价

如果你的总分在0—8分之间，说明你在与朋友相处上的困扰较少。你善于交谈，性格比较开朗，会主动关心别人，你对周围的朋友都比较好，愿意和他们在一起，他们也都喜欢你，你们相处得不错。而且，你能够从与朋友的相处中得到乐趣。你的生活是比较充实而且丰富多彩的，你与异性朋友也相处得比较好。一句话，你不存在或较少存在交友方面的困扰，你善于与朋友相处，人缘很好，获得许多的好感与赞同。

如果你的总分在 9—14 分之间，说明你与朋友相处存在一定程度的困扰。你的人缘很一般，换句话说，你和朋友的关系并不牢固，时好时坏，经常处于一种起伏波动之中。

如果你的总分在 15—28 分之间，表明你在同朋友相处上的行为困扰较严重；分数超过 20 分，则表明你的人际关系困扰程度很严重，而且在心理上出现较为明显的障碍。你可能不善于交谈，也可能是一个性格孤僻的人，不开朗，或者有明显的自高自大、讨人嫌的行为。

② 分项评价

记分表中 I 横栏上的小计分数，表明你在交谈方面的行为困扰程度。

如果你的得分在 6 分以上，说明你不善于交谈，只有在极需要的情况下你才同别人交谈。你总难于表达自己的感受，无论是愉快还是烦恼；你不是个很好的倾诉者，往往无法专心听别人说话或只对单独的话题感兴趣。

如果得分在 3—5 分之间，说明你的交谈能力一般，你会诉说自己的感受，但不能讲得条理清晰；你努力使自己成为一个好的倾听者，但还是做得不够。如果你与对方不太熟悉，开始时你往往表现得拘谨与沉默，不太愿意跟对方交谈。但这种局面一般不会持续很久。经过一段时间的接触与锻炼，你可能主动与旁人搭话，同时这一切来得自然而不做作，此时，表明你的交谈能力已经大为改观。在这方面的困扰也会逐渐消除。

如果你的得分在 0—2 分之间，说明你有较高的交谈能力和技巧。你善于利用恰当的谈话方式来交流思想感情，因此在与别人建立友情方面，你往往比别人获得更多的成功。这些优势不仅为你的工作与生活创造了良好的心境，而且常常有助于你成为伙伴中的领袖人物。

记分表中 II 横栏上的小计分数，表示你在交际方面的困扰程度。

如果你的得分在 6 分以上，表明你在社交活动与交友方面存在着较大的行为困扰。比如，在正常集体活动与社交场合，你比大多数伙伴更为拘谨；在有陌生人或老师存在的场合，你往往感到更加紧张，思绪会被扰乱；你往往过多地考虑自己的形象而使自己处于被动、越来越孤独的境地。总之，交际与交友方面的严重困扰，使你陷入"感情危机"和孤独困窘的状态。

如果你的得分在 3—5 分之间，往往表明你在被动地寻找被人喜欢的突破口。你不喜欢独自一个人待着，你需要朋友在一起，但你又不太善于创造条件并积极主动地寻找知心朋友，而且，你心有余悸，生怕在主动行为后产生"冷"体验。

如果得分低于 3 分，表明你对人较为真诚和热情。总之，你的人际关系较和谐，在这些问题上，你不存在较明显持久的行为困扰。

记分表中Ⅲ横栏上的小计分数，表示你在待人接物方面的困扰程度。

如果你的得分在 6 分以上，往往表明你缺乏待人接物的机智与技巧。在实际的人际关系中，你也许常有意无意地伤害别人，或者你过分地羡慕别人以至于在内心妒忌别人。因此，其他一些同伴可能回报你的冷漠、排斥，甚至是愚弄。

如果你的得分在 3—5 分之间，往往表明你是个多侧面的人，也许可以算是一个较圆滑的人。对待不同的人，你有不同的态度，而不同的人对你也有不同的评价。你讨厌某人或被某人所讨厌，但你却极喜欢另一个人或被另一个人所喜欢。你的朋友关系某些方面是和谐的、良好的，某些方面却是紧张的、恶劣的。因此，你的情绪很不稳定，内心极不平衡，常常处于矛盾状态中。

如果你的得分在 0—2 分之间，表明你比较尊重别人，敢于承担责任，对环境的适应性强。你常常以你的真诚、宽容、责任心等个性获得众多的好感与赞同。

记分表中Ⅳ横栏上的小计分数表示你跟异性朋友交往的

困扰程度。

如果你的得分在 5 分以上，说明你在与异性交往的过程中存在较为严重的困扰。也许你过分地思慕异性或对异性持有偏见。这两种态度都有片面之处，也许会使你不知如何把握好与异性交往的分寸而陷入困扰之中。

如果你的得分在 3—4 分之间，表明你与异性交往的行为困扰程度一般。你有时可能会觉得与异性交往是一件愉快的事，有时又会认为这种交往似乎是一种负担，你不懂得如何与异性交往最适宜。

如果你的得分在 0—2 分之间，表明你懂得如何正确处理与异性朋友之间的关系。你对异性持公正的态度，能大大方方、自自然然地与他们交往，并且在与异性交往中，得到了许多从同性朋友那里不能得到的东西，增加了对异性的了解，也丰富了自己的个性。你可能是一个较受欢迎的人，无论是同事、同学还是异性朋友，多数人都较喜欢你和赞赏你。

（2）治疗对象情况

① 问卷情况

本组共向长沙县 7 所幼儿园发放问卷 80 份，回收 80 份，经过量表数据统计，对得分 12 分以上的 25 名教师进行了访谈，根据本人意愿，最终选择了 16 名教师加入治疗团队。以下表格详细汇总了筛选出的 16 名幼儿教师的量表测试结果：

序号	交谈方面的行为困扰程度	交际方面的困扰程度	待人接物方面的困扰程度	跟异性朋友交往的困扰程度	总分	人际关系能力等级
1	4	5	4	3	16	较严重
2	5	3	4	4	16	较严重
3	3	5	3	4	15	较严重
4	4	4	4	5	17	较严重
5	5	3	5	4	17	较严重
6	5	5	4	5	19	较严重
7	6	4	5	5	20	较严重
8	7	4	3	3	17	较严重
9	3	4	3	5	15	较严重
10	5	3	7	6	21	较严重
11	3	4	3	3	13	中等
12	3	3	4	3	13	中等
13	4	3	3	3	13	中等
14	3	3	3	3	12	中等
15	3	3	4	4	14	中等
16	3	3	4	2	12	中等

② 访谈情况

人际交往问题不仅存在于幼儿教师群体，对各行各业的人而言都是不可回避的。但对于幼师来说，人际交往能力较弱或者较差，影响到的不仅是自身，还有儿童。

调研中发现教师对人际关系问题的关注度较高，因此治疗组将人际关系能力等级中 12—14 分群体也纳入访谈名单中。根据人际关系综合诊断量表测查结果的解释显示，这部分教师人缘一般，没有建立牢固的朋友关系，如 12 号王姓教师就是典型的这种情况。王老师，女，32 岁，单身，十年前本科毕业踏入幼教行业，跳槽了 3 次来到现在的幼儿园。她 3 所幼儿园的工作经历中有一个共同点，就是和同事的关系不稳定，不坏但也不好。无论哪所幼儿园都难以让其有归属感，也难以真正融入园所文化和人际关系中。她不认为这是心理问题，但之所以愿意参与团体治疗，是因为 30 多岁的年纪仍是单身，每次相亲都因她的不善相处而失败。面对王老师这样的 12—14 分成员，不能让他们感觉是在接受"治疗"，因为他们内心不认为这是"病"，所以在设计音乐治疗活动的内容和环节时要格外慎重。

本组 15 分以上的有 10 名，分数超过 20 分的只有 1 人，且超过分数不多。

虽然 20 分以上从量表解释是人际关系困扰程度很严重，但通过面对面交流，能基本判断这群教师的困扰程度并没有

达到非常严重的地步。结合量表和访谈记录，对 10 名教师
的情况有了大致的了解，他们也表达了自己的不同需求。如
1 号教师"交际方面困扰程度"较高，害怕独处，但是和同
事、朋友待在一起的时候又感到"扫兴"，难以融入集体。
5 号教师"跟异性朋友交往的困扰程度"较高，让她陷入
了不知如何把握好与异性交往的分寸的困扰之中。7 号教
师"交谈方面的行为困扰程度"较高，很难准确表达真实感
受。10 号教师"待人接物方面的困扰程度"和"跟异性朋
友交往的困扰程度"都较高，也是最急切表达出想要改变的
成员。

（3）活动实施过程

为了帮助参与活动的 16 名幼儿教师树立积极的自我认
知，学会积极解决人际交往中冲突的方法，恰当运用人际交
往技巧，掌握交往主动性，治疗组共开展了四个阶段共八次
音乐治疗活动。

第一阶段——在陌生中建立信任

① 活动设计出发点

通过有节奏的动作，可以提高大脑神经保持平衡与控制
动作的能力，在治疗活动中将抽象、复杂的知识与技巧转变
成有趣、简单的肢体语言，让幼儿教师在愉悦、轻松的氛围
中感受和体验。游戏中的"闭眼"可以锻炼教师们的心理能
力，"手拉手"则能提高他们的安全感，增进彼此友谊，从

而帮助成员逐步放下内心戒备，敞开心扉。

② 实施过程

活动次数	活动时间	目　标	内　容
第一次	40分钟	建立治疗师与团体成员之间，成员之间的良好信任关系	（1）治疗师做自我介绍，介绍8次活动的开展方式 （2）团队成员围坐成一圈，介绍自己，包括个人信息和兴趣爱好等 （3）团队成员介绍坐在身边新结识的朋友 （4）治疗师拍打手鼓，成员起立跟随鼓点随意走动，鼓声停时，成员坐到新的座位上，然后再次介绍自己，并介绍此刻身边的又一个新朋友
第二次	40分钟	提高成员安全感，增进彼此友谊，进而提高成员的自控能力，并让他们的感觉更敏锐	治疗师带领成员进行"感觉"游戏。让成员自由站立，闭上眼睛原地转三圈，听到鼓声便可以行走，如果碰到他人身体，就两个人拉起手，如果碰到多人，只能选择一人拉手，鼓声结束才能睁开眼睛，看自己选择的同伴是谁

第二阶段——在律动中学会尊重与接纳

① 活动设计出发点

对于人际交往能力较弱的人而言，他们往往不善言谈，并且会将很多负面的情绪压抑在心里；他们缺乏安全感，会怀疑人与人之间的忠诚与信任。如果不及时、合理地宣泄这种情绪，就会产生人际冲突。在音乐团体治疗中运用奥尔夫治疗理念，以听、动、奏、唱等形式，引导幼儿教师将身体当作乐器，通过捻指、拍手、拍腿、跺脚等律动完成节奏表现，不仅能帮助幼儿教师在活动中感受音乐的美，而且能培养他们的合作交流意识。

② 实施过程

活动次数	活动时间	活动目标	内　　　容
第三次	40分钟	帮助成员在熟悉的音乐中感受律动带来的快乐，调动幼师们的积极性、感官协调能力以及互动能力	（1）治疗师选择幼师们很熟悉的儿歌《如果幸福你就拍拍手》，根据歌词要求进行拍手、跺脚 （2）治疗师引导成员对原有歌词进行即兴改编，同时搭配旋律进行歌唱，并引导成员依照修改的歌词内容做出与之相对应的基本动作
第四次	40分钟	营造平等、和谐与温暖的活动氛围，在活动中帮助成员学会与人合作，学会接纳	（1）治疗师拍打非洲鼓，成员根据鼓点的快慢调整步伐，步伐的速度要和鼓点一致，当鼓点停时，摆出一个动物的造型 （2）治疗师拍打非洲鼓，成员根据鼓点的快慢调整步伐，步伐的速度要和鼓点一致，当鼓点停时，和离自己最近的同伴摆出一个动物的造型 （3）教师根据观察，邀请上一个环节中就摆什么动物而发生争执的成员继续做同样的游戏

第三阶段——在说话中提高人际交往技巧

① 活动设计出发点

幼师这个职业对语言表达的要求很高，我们通常所指的语言能力包括对语言的理解和主动运用语言两方面。通过音乐和语言的相互作用，既能借助朗诵具有的韵律来增强幼儿教师感知音乐律动的能力，也能让他们通过优美的节奏和旋律，提高愉悦感，增强他们与他人交往的积极性。以语言为切入点，鼓励幼师们在朗读时注重音乐性和节奏感，以有节奏的声音激发他们的反应，实现声音动作化、动作拟声化的效果。

② 实施过程

活动 次数	活动 时间	活动目标	内　　容
第五次	40 分钟	通过有节奏地朗诵，为成员建立自然、轻松的语言环境，进而有效增强成员运用语言表达的积极性，从而提升成员人际交往的语言能力	（1）治疗师带领成员进行多声部节奏与二拍子朗诵，培养幼儿教师的反应和即兴创编能力 （2）治疗师让成员结合《交通工具字词》，想交通工具名称，并按照二拍子说出来

（续表）

活动次数	活动时间	活动目标	内　　容
第六次	40分钟	通过《酸酸葡萄》游戏，感受音乐轻快说唱的风格；通过追逃游戏，帮助加深成员之间的交流与情感沟通	（1）幼儿教师围成一个圈，治疗师边做示范边解说：双手交叉拍肩，在说到"酸"字的时候寻找一只"狐狸"，找到后立刻跑到"狐狸"的位置坐下，并做"吃不到葡萄说葡萄酸"的动作 （2）团队成员互动：按照治疗师的示范，圈外的朋友要帮助圈内的"狐狸"吃到"葡萄"，在欢快音乐的伴奏下，大家你追我赶却又要遵守治疗活动的规则，并且要正确对待游戏中的输赢，积极分享解决问题的策略

第四阶段——在游戏中表达爱拥抱爱

① 活动设计出发点

爱做游戏不仅是儿童的天性，成年人的内心其实也有一个长不大的孩子，在游戏中可以让成年人感受到自己不再是孤军奋战，身边有很多爱他们也值得他们去爱的人。团体音乐治疗中音乐游戏的目的就是要用轻松愉悦的方式增加成员和同伴沟通交流的机会，让他们不惧怕相处，尤其是和异性的相处。让每个参加的幼儿教师在游戏中学会肢体动作、眼

神等非语言沟通的方式，在音乐治疗中释放自己的个性，敢
于表达自己的情感。

②　实施过程

活动次数	活动时间	活动目标	内　容
第七次	40分钟	通过有趣的音乐游戏，让成员能轻松参与其中，在和不同性别不同年龄的同伴合作中，学会大胆地表达交往意愿，体会到与人交流与相处是一件快乐的事情，让成员获得积极的情感体验	（1）治疗师与成员围坐成半圆形，跟随音乐，教师示范拍手、拍腿，拥抱 （2）成员起立，面对面站成两个圈，当音乐响起，大家一起拍手、拍腿，然后拥抱对面的同伴 （3）里面圆圈的成员跟随音乐逆时针踏脚前进，在旁边同伴面前停住，开始拍手、拍腿，然后拥抱新的同伴
第八次	40分钟		大家围成一个圈，治疗师带领大家重温"感觉"游戏，但此次活动要求成员要跟随音乐有节奏地闭眼行走，当音乐停止，和身旁的同伴手拉手，根据同伴的声音或其他特点判断是谁，如果猜对了，就拥抱一次，猜错了，则拥抱两次，并且都要对同伴说一声"我们是永远的好朋友"

（4）活动结果反馈

8周的音乐团体治疗活动结束后，治疗师和志愿者组织16名教师再次进行了访谈，以下为其中2名教师的治疗后心得：

4号教师：从我进大学起，不止一次听到别人评价我"情商低"，起初我不理解意思，后来逐渐明白旁人指的是我不会说话，说出来的话得罪人。刚开始我对这些评价很无语，认为自己是个真实的人，心里有什么就说什么，绝不藏着掖着，其他人不理解只能说明他们更喜欢和虚伪的人打交道。这种认知一直延续到我工作，毕业后我进入县城的一所公立幼儿园，直来直往的性格让我很快就收到了家长的投诉。园长是幼教界的资深专家，她让我第一次正视了自己的人际关系问题，恰好也有治疗组在进行这方面的调研，园长便鼓励我加入了进来。虽然只有8周的时间，但我看到了不一样的自己。之前我的行为说得好听是做真实的自己，但其实表现出的是自私，在与人交往的时候难以去考虑对方的感受。在团体治疗中，所有的环节都是需要和同伴共同完成的，它让我明白，这个社会需要的不是单打独干的人，而是有团队协作精神的人，好好说话是为人处事的重要素养。经过团体治疗，我意识到了自己的问题，也尝试参与到活动中来改变自己，虽然这不是一朝一夕的事情，但我迈出了改变的第一步，还认识了这么多新朋友，我相信我们在相互鼓励中一定会得到质的改善的。

　　6 号教师：我很不习惯和异性相处，在和治疗师交谈时，她带我做了一个意象对话。我看到了 15 岁的自己，我喜欢上了班上一个男孩，我悄悄写了封"情书"夹在了他的历史书里，他看到后在班上读了出来，全班都在笑，这种"笑"一直持续到毕业，班主任也知道了，告诉了我父母，我被暴打了一顿。我永远都记得那时的心情，羞辱、愤怒、无助……在意象对话情境里，我哭得很伤心，似乎要把这么多年因这件事受到的委屈都发泄出来。我今年 29 岁，成了大龄剩女，父母不停歇地为我介绍相亲对象，我也见过，但是内心很防备。我加入了治疗团队，因为我希望改变这种状况，不是为了找到恋爱对象，而是为了让自己走出来，能更阳光地面对。治疗中有专门针对和异性相处的内容，刚开始我很不习惯，尤其是肢体的触碰，但我感到了同伴和治疗师、志愿者的尊重，这反倒让我逐渐放松。在分享环节，我大胆讲述了这件曾经觉得"不光彩"的事情，大家听了后，纷纷走来给了我拥抱，让我感受到了力量。

　　（5）个案分析

　　① 个案对象

　　研究组对长沙县星沙镇某普惠性幼儿园的何姓教师进行

了治疗前后的对照关注。何老师，男，现年 25 岁，湖南张家界人，毕业于长沙某师范学院学前教育专业。从他的自述可以看到一个非常勤奋和刻苦的励志形象。农村走出来的孩子格外懂事，尤其作为家中的老大，下有一个弟弟和一个妹妹，从小就要帮家里分担农活，不仅如此，他的父亲性格很暴躁，尤其喝酒后会拿家人撒气。母亲是传统的农村女性，任劳任怨，哪怕被家暴也默默忍受。何老师大学期间成绩很优秀，但也比较敏感，尤其面对同学的玩笑时会表现出很愤怒。治疗师在与其交谈中感觉他比同龄的年轻人略显成熟，且回答问题时语言简短。他有两个很好的朋友，一个是高中同学，一个是大学同学，工作以来没有交到新的朋友。所以何老师在工作单位是比较孤单的，尽管幼儿园非常欢迎男老师的加入，特别是孩子们特别喜欢男老师带领他们进行各种户外活动。而他在工作中也能专心地投入，能耐心地面对儿童，可工作之余会经常性感到孤单，但又不愿意去主动接近新的圈子。作为访谈名单中唯一一个得分超过了 20 分的教师，治疗师努力说服他参与到团体治疗中，为其详细介绍了音乐治疗的理念和内容，打消他的顾虑。

② 个案对象在治疗中的表现

第一阶段，何老师的参与积极性不高，甚至有些不太配合，对演唱和动作的要求表现出了不情愿。治疗师考虑到何老师性格比较敏感，特意走到他附近带领他旁边的同伴一起完成。在这个阶段的治疗接近尾声的时候，何老师才慢慢放松并参与到活动中，但仍然表现得很随意。治疗结束时，治疗师邀请何老师一起整理活动场地，他整理得很认真，治疗师和志愿者表达了真诚的谢意，让他有些羞涩。

第二阶段，何老师与同伴发生了一些争执。因为何老师在幼儿园曾经带领小朋友做过类似的音乐游戏，所以与旁边的1号教师对于摆造型产生了分歧，何老师从孩子的视角摆出了夸张的兔子造型，但是1号教师觉得这不是在幼儿园，大家都是成年人，不赞同这种方式来表现，他们提出分别完成任务，可这不符合这个阶段的治疗活动规则。治疗师没有立刻介入两人中，而是先对其他小组进行点评，让他们在观摩点评中自省。经过一轮自我评价和互评后，治疗师察觉两位教师意识到了自己的不当之处，引导他们进行和解并鼓励再次合作，合作成功后两人情不自禁地击掌庆祝。

第三阶段，何老师明显活跃了很多，在集合之前主动和治疗师打招呼。这个阶段以集体表演为主，要求统一性和合作性，不能随心所欲地大声唱或者快速演奏。何老师很年轻，因为小时候起在家中就是顺从的角色，青春期的时候一直压抑着内在情绪，所以他的个性中是有叛逆因子的，当他处于一个身心放松的团体中时，就会时不时挑战下规则，但治疗师没有指责他，只要他没有对整个团队造成很大的影响，就允许他去叛逆。

第四阶段的音乐游戏是何老师比较喜欢的形式，经过前三个阶段的接触，他已经融入了这个团队，所以在最后阶段何老师的表现很积极很放松。在面对治疗师要求成员们对异性同伴相互表达"我想和你做朋友"时，尽管他仍然表现出羞涩，脸都红了，但还是完成了。我们能明显感觉到他内心对这样的突破是感到快乐的。

3. 帮助有效放松的音乐治疗活动

在外界看来，幼儿教师这个职业是幸福的，因为每天面对的是一群天真可爱的孩子，但是经历过的人才能深刻体会到，这个职业的工作强度和带来的精神压力之大。

幼儿教师的职业特殊性之一在于其工作任务是"保教结合"的，也就是幼儿园教师要同时肩负教育和保育两个职责。这个特点是和其余学龄段的教师职业的最大不同之处，这也意味着幼儿教师除了要做好幼儿的教育教学工作外，还要做很多繁琐的工作，因此他们的职业压力比其他教师更大。并且，还有一部分压力来自家长，尤其是近几年有关幼儿园的负面事件时有发生，引起了家长和社会的不满和质疑，并且上升到了幼儿教师职业道德层面，舆论的压力也增强了幼儿教师的职业压力。

面对压力，如果不能做到及时调适和缓解，那么幼儿教师的职业热情度就会逐渐降低，长时间不干预，则会出现消极、懈怠的工作情绪，当负面情绪积累到一定程度时，很可能引发较严重的心理疾病。因此针对幼儿教师的压力问题，可以开展帮助他们放松心情、缓解压力的音乐团体治疗。

（1）开展压力心理测试

要求：用大约 8 分钟的时间填答，不要在每一题上花太多时间考虑，根据自己的实际感受选择符合自己状况的选择项。选择"A. 总是"计 4 分，"B. 经常"计 3 分，"C. 有时"计 2 分，"D. 很少"计 1 分，"E. 从未"计 0 分。

题　号	测试题	作　答
1	我受背痛之苦	
2	我的睡眠不稳定，且睡不安稳	
3	我有头痛	
4	我颚部疼痛	
5	若需等候，我会觉得不安	
6	我的后颈感到疼痛	
7	我比多数人更容易神经紧张	
8	我很难入睡	
9	我的头感到紧或痛	
10	我的胃有病痛	
11	我对自己没有信心	
12	我对自己说话	
13	我忧虑财务问题	
14	与人见面时，我会睿怯	
15	我害怕发生可怕的事情	
16	白天我觉得累	
17	下午我感到喉咙痛，但并非由于感冒引起	

（续表）

题　号	测试题	作　答
18	我心情不安，无法静坐	
19	我感到非常口干	
20	我有心脏问题	
21	我觉得自己不是很有用	
22	我吸烟	
23	我肚子不舒服	
24	我觉得不快乐	
25	我流汗	
26	我喝酒	
27	我很自觉	
28	我觉得自己像要四分五裂一样	
29	我的眼睛又酸又累	
30	我的腿或脚抽筋	
31	我的心跳快速	
32	我怕结识人	
33	我手脚冰冷	
34	我患便秘	
35	我未经医师指示使用各种药物	
36	我发现自己很容易哭	
37	我消化不良	
38	我咬指甲	
39	我耳中有嗡嗡声	
40	我小便频繁	
41	我有胃溃疡的毛病	

（续表）

题　号	测试题	作　答
42	我有皮肤方面的毛病	
43	我的咽喉很紧	
44	我有十二指肠溃疡的毛病	
45	我担心我的工作	
46	我口腔溃烂	
47	我为琐事忧虑	
48	我呼吸浅促	
49	我觉得胸部紧迫	
50	我发现很难做决定	

评价分析：

得分情况	测评结果
19—29分	如果你的分数落在这个范围内，也许意味着你在生活中所经历的压力经验不够，或是并没有正确地分析自己。你应该更主动些，在工作、社交上多寻求一些活动
30—40分	这个分数表示你的生活可能是相当沉闷的，即使刺激或有趣的事情发生了，你也很少做出反应。你必须参与更多的社会活动或娱乐活动，以增加你的压力激活反应
41—51分	这个分数表示你对所遭遇的压力很不易为所动，甚至是不当一回事，好像并没有发生过一样。这对你的健康不会有什么负面影响，但你的生活缺乏适度的兴奋，因此趣味也有限
52—62分	这个分数表示你能够控制你自己的压力反应，你是一个相当放松的人，也许你对于所遇到的各种压力，并没有将它们解释为威胁，所以你很容易与人相处，可以毫不惧怕地胜任工作，也没有失去自信

得分情况	测评结果
63—73 分	这个分数指出你生活中的兴奋与压力是相当适中的。你会有一段时间压力太大，但你有能力去享受压力，并且很快地回到平静的状态，因此对你的健康并不会造成威胁
74—81 分	这个分数显示你的压力程度中等，可能正开始对健康不利，你可以仔细反省自己对压力如何做出反应，并非学习在压力出现时控制自己的肌肉紧张，以消除生理刺激反应
85—95 分	这个分数表示你正承受过多的压力，有可能损害你的健康，并令人际关系发生问题。你的行为可能会伤害自己，也可能影响他人，因此，对你来说，学习如何减除自己的压力反应是非常重要的。你需要花许多时间做练习，学习控制压力，也可以寻求专业的帮助
96 分以上	这个分数表示你确实正经受极度压力，它们可能在伤害你的健康。你也许需要专业治疗师给予一些忠告，他可以帮助消减你对于压力的知觉，并帮助你改良生活的质量

（2）问卷和访谈情况

压力是存在于很多人身上的，无论是职场人，还是学生，抑或是退休的老人，每个人都有不同的压力，而且对自身要求越高、越有责任心的人压力感越大。因为有压力的人群远比有沟通障碍或者人际交往障碍的人群范围大，所以本组发放问卷数量比前两组多，共向长沙县 10 所幼儿园发放问卷 200 份（全部回收）。通过统计数据得出，19—29 分 11 人，30—40 分 36 人，41—51 分 32 人，52—62 分 34 人，

63—73 分 29 人，74—81 分 28 人，85—95 分 26 人，96 分以上 4 人。

根据量表的评分标准，19—73 分的压力在可控范围之内，无须干预，教师在日常的工作和生活中注意劳逸结合和及时调节就能适当缓解压力。而 96 分以上的则处于压力的最高等级，治疗师与 4 名教师逐一进行了面谈，因为他们不适合团体治疗，可以考虑一对一的心理治疗方式。74—95 分的压力指数也不低，但可以通过团体治疗来进行干预和改善。因为人数较多，治疗组到各幼儿园对 54 名教师进行了分组访谈，在充分尊重本人意愿基础上，最终定了 32 名教师参加本组音乐团体治疗。治疗组将 32 人分成了两组，每组各 16 人，治疗周期 6 周，每周一次，每次 40 分钟。

（3）制定音乐团体治疗方案

方案一：

所需材料：钢琴；发出声响较小的乐器，比如沙锤、雨声筒、木琴等。

活动要求：治疗师组织幼儿教师围坐成圈，闭眼冥想自己坐在柔软的沙滩上，深吸缓吐，放松全身。治疗师邀请所有成员自行选择最感兴趣的乐器，然后熟悉选择的乐器，慢慢感受继续放松。接着治疗师在钢琴上演奏，在柔和的旋律中引导和鼓励幼儿教师加入即兴创作。但创作的风格要符合钢琴旋律风格，要控制音量和速度，不宜过强和过快，大家一起保持音乐的柔和、舒缓和带来的放松感。

活动过程注意事项：这是放松的音乐治疗活动，所以整个过程都要提醒团体成员注意调整呼吸，学会放松身体。而在即兴创作结束后，要让大家分享当音乐流动到哪段旋律时自己是最放松的，放松时自己的心情肢体是什么感受等。

方案二：

所需材料：旋律舒缓的音乐。

活动要求：治疗师带领幼儿教师围成一个圈站好，然后播放能让情绪舒缓和放松的音乐，并配合语言帮助成员全身逐渐放松。紧接着让大家随着音乐摆动身体，并找到一个最让自己放松的动作。接下来治疗师请每位成员轮流到圆圈之间，展示自己最放松的动作，其余成员进行模仿。治疗师还可以在每一个成员都带领了放松动作后，牵起旁边一个成员的手，这个成员又牵起下一个成员，直至所有成员牵起手。治疗师做带领者，大家手牵手跟随带领者像海浪一样上下挥动，身体也随之摇曳，在音乐中感受放松，直到音乐结束。

活动过程注意事项：当每一个成员依次带领大家做放松动作时，请该成员保持一段时间，让大家充分模仿和感受到放松后再回到自己的原位。

方案三：

所需材料：各种乐器；代表各种情绪的卡片，包括开心、痛苦、疲倦、惊讶等。

活动要求：幼儿教师自行抽选一张情绪卡片，然后再选择一个乐器来演奏出自己抽到的情绪。其余成员通过聆听演奏出的旋律、节奏来猜所表达的是怎样的情绪。

活动过程注意事项：此种方式的音乐治疗是鼓励幼儿教师在表现任何一种情绪时都要非常投入和充满戏剧性，在乐器演奏时要充分运用肢体语言和面部表情来表达卡片上的情绪。成员间没有语言上的交流，依靠的就是非语言性的传递。如果团体成员的社会功能较差的话，可以先让他们知道所有卡片的内容，从而更方便去识别情绪。

方案四：

所需材料：一面鼓。

活动要求：将椅背朝里摆放成圆圈，参与音乐团体治疗的幼儿教师们按照圆圈的样子站在椅座方向，椅子的数量比参与者少一个。治疗师负责击打鼓，当鼓声响起时，大家按顺时针的方向行走，随着击鼓速度的加快，团体成员走动的速度也随之加快。突然，鼓声停止了，成员们用最快的速度找到距离自己最近的椅子坐下，而反应最慢的则没有椅子可坐，就暂时退出活动，去接替治疗师击鼓。接下来的一轮因为少了一位参与者，所以椅子也要撤下去一张。按照这样的活动规则，最后将会是两名成员来争夺最后一把椅子。

活动过程注意事项：这项活动看上去是一个游戏，但背后确是希望能够帮助所有团体成员动起来。同时，在活动结束时每一位成员都要分享活动中自己的体会和感受，不管是抢到椅子的成就感还是丢失椅子的失落感，都要分享出来，并进行积极的反思。

（4）实施情况

本组音乐团体治疗最大的目的是带领幼师学会放松，让幼师在治疗活动中掌握舒缓压力的方法。因为压力是会源源不断出现的，解决了一个困难后，另一个困难可能很快就冒出来了。所以治疗师在第一次见面时，就明确了治疗的目标是帮助大家获得面对压力时的良好处理方式，不要误认为参加了此次团体治疗活动就能远离压力了。因为牵涉到要将32名教师分成两组，而治疗师对大家只有大致的了解，所以采用微信群抽签的方式完成了分组。第一组中有4名男教师，第二组有3名男教师。对于这两个团队的音乐治疗实施情况以教师们的反馈为主，以下为3名教师的反馈：

王老师，女，33岁，已婚，有一个儿子，现又怀孕十二周。从事幼教工作十二年，目前在某私立幼儿园担任主班老师。

本人自述：我压力测试量表的分数为 86 分，这个分数从理论上看，表明正在承受较大的压力，而事实也确是如此。我做量表的时候正处于非常烦躁的状态中，因为家长投诉了我。虽因怀着孕，一直有一些妊娠反应，但不敢请假，因为这份工作对我和家庭来说很重要。我先生是做设计工作的，疫情暴发后，公司效益差了很多，为了不被裁员只能更加卖命地干活。我觉得我最大的压力来源于对未来的不确定性，不确定产假过后是否还有我的岗位，不确定我是否能带给孩子们稳定的家庭。

能进入这个音乐治疗团队我觉得还是幸运的，我在幼儿园和治疗师交谈过，我很喜欢她说话的语气和方式，能让我平静下来，这也是我愿意参与治疗活动的主要原因。虽然只有 6 次，但是我在这里感到了久违的放松。因为我怀孕了，有些需要大动作的环节参与不了，同伴们非常照顾我，很温暖很贴心，感觉身后多了一个强大的后援团。我愿意努力去改善自己的状态，让自己不在负面压抑的情绪中停留过长时间。

姚老师，女，35 岁，离异，女儿由其抚养。从事幼教工作十四年，目前在某公立幼儿园担任主班老师，并作为保教主任培养对象。

本人自述：治疗组到我们幼儿园进行调研的时候我正好外出学习了，我听说后自己联系了负责对接幼儿园的志愿者，完成了压力测试量表。之所以主动要求测试，是因为最近感到了压力带来的身体不适，比如经常性胃疼，尤其在情绪紧张或者烦闷的时候出现得比较多。我在幼教行业工作的时间不短了，取得了很多成绩，各种竞赛都获了奖，总有人评价我是职场精英，也正因为如此，才会被选为中层干部的培养对象。在工作中投入了很多的精力，那留给家庭的时间就很少了，这也是我离婚的原因之一，我很长时间陷入了自责，这种情绪让我压抑和崩溃。

第一次治疗活动从闭眼冥想开始，伴随着悠扬的音乐和治疗师充满磁性的声音，我的内心逐渐安宁，是那种久违的放松。我想象坐在柔软的沙滩上，温暖的阳光照在身上，很舒服，海浪的声音从远处传来。现在回想起来那种身心放松下来的感觉真是太棒了。我后来尝试着睡前按照治疗师的建议进行冥想，让忙碌了一天的身体得到舒缓，这个方式特别适合我，所以我很庆幸加入了这个治疗团队，它让我掌握了适合我的减压方式。

李老师，男，25 岁，从事幼教工作三年，目前在某公立幼儿园担任配班教师，并负责中班和大班的体能课。

　　本人自述：我是幼教行业的新手，很多人都认为男性在这个行业很吃香，从就业来看是这样的。大学毕业时我获得的面试机会比很多优秀的女孩子多了很多，来学校招聘的园长看到有男孩来应聘都很高兴，所以我比较顺利地就业了。因为"稀有"，所以我从开始工作就承担了很多的任务。但我属于慢热型的，在还没有完全适应工作环境的情况下，面对各种繁杂工作时我很慌乱，很长一段时间我处于天天很疲倦，但却不知道到底在忙什么的困境中。而这种精神状态下的工作质量可想而知，所以领导和同事从对我充满期待到逐渐表现出不满，其中的变化让我迷茫和无助。今年初开始，我脸上经常冒痘痘，这几个月在喝中药调理，中医说这属于忧思过度造成的火气。

　　我感到了生存的压力，担心失去工作。所以当听说来了心理服务团队为老师做压力测试时我毫不犹豫来了。我不知道自己的分数在量表分析里代表什么，但治疗师在与我们交谈时一再强调，他们即将开展的音乐团体治疗的主要目的，是帮助量表显示压力较大的老师找到缓解压力的方法，我第一个表态愿意加入。在团体治疗里，我被治疗师和志愿者营造的团队氛围深深吸引了，他们说话很柔和，再紧急的事情在他们眼里似乎都很平常。我在这里学会了自我冥想，学会了遇到事情深呼吸，学会了面对困难的 3 秒冷静方法……看到了自己的闪光点，看到了身边有一群共同面对的同伴，看到了事业发展的前景……我明白了压力是与成长共存的，谁都无法生活在无压力的真空里，我们需要的不是干掉压力而是与它们共存，面对它们战胜它们。

第四章
音乐团体心理辅导

音乐团体辅导的对象有着共同存在和亟须解决的问题，比如人际交往、情绪控制、生命意义、环境适应等。通过音乐的加入，让团体成员在不同的音乐表现方式下正视心理问题，并在过程中感悟人生、净化心灵，最终达到解决问题的目的。

第一节 ｜ 团体心理辅导

团体心理辅导以小组合作为开展形式，它通过团体成员之间的互动，引导帮助个人在互动中学习和体验，在交流实际中深入了解和认识自己，改善不当的行为习惯，学会良好的沟通技巧，培养自主学习能力，形成各方面的终身能力。

一、团体心理辅导的含义

团体心理辅导，是由心理辅导教师根据团体成员在成长中不可避免出现的困惑或问题，以团体动力的理论和团体心理辅导的技术为基础，依据团体成员发展特点和心理成长规律，以团体为单位，通过开展丰富有趣的、富有教育的活动，解决和应付团体成员的心理困惑或问题，培养团体成员良好的心理素质，提高其心理机能，充分发挥其心理潜能，进而促进团体成员个体素质提高和个体发展的团体心理辅导活动。[1]

二、团体心理辅导的特点

（一）节省时间，高效高质

相比个体辅导的一对一模式，团体心理辅导能节省更多的时间和人力。在同等的时间里面，有共同需求的人或者有同样心理困扰的人集中在一起，以团队的形式开展辅导，大家怀着达成同样目标的心，在辅导师的帮助下完成心理的建

---

[1] 刘媚.音乐团体心理辅导与咨询［M］.北京：清华大学出版社，2016：32.

设，获得心灵的成长。

（二）相互间的感染力和影响力

团体心理辅导的理论基础和个体辅导是一致的，但不同的是它必须建立在团队成员的互动之上，辅导的过程需要有多向的沟通和多向的影响。在团队里，大家彼此交流和互动，相互之间就如同一面镜子，其他成员的表现可以作为了解自己的参考，在与自己进行对比中发现自身的问题。这种相互影响的方式是交互式的，其最大的效果就是帮助大家在团队中塑造更好的自己。不过，要想获得积极的相互影响力，必须要求这个团队有足够的凝聚力，否则在成员之间还没有形成信任的合作关系时，相互之间可能会产生负面的影响，所以辅导师在团队辅导刚开始时需要做的是引导成员投入活动，相信同伴。

（三）多元化的资源覆盖

团队的辅导者都是具有一定心理学理论和辅导经验的人，作为个体，自身具备的资源是有限的，但是团体成员在交流信息、解决问题、探索个人价值等方面可以相互提供和分享丰富的资源，同时成员还可以学习模仿其他成员的适应行为，从多个角度洞察自己。团体经验既能够提供一定的社会内涵，也能扩大成员对精神世界的认识，以及对一些行为或者现实的认识，从而在分享交流中得到更大的收获。另外，团体反馈比个人反馈更有力量，团体活动类似于真实生活，成员在这里即兴间接学习，并可将习得的成果扩展到日常生活中去。

三、团体心理辅导的作用

（一）教育的作用

团体心理辅导的过程是一个学习和发展的过程，是团体成员间通过互动来实现自我发展。这个过程非常注重成员的主动参与、恰当的自我评判、有效的自我完善等，有利于尽享自我教育。团体辅导的组织者要针对团队成员目前存在的困扰和问题制定辅导计划，引导他们在辅导中自我发现、领悟和反思。不同的辅导对象其辅导目的是不同的，比如对高校学生开展团辅时，主要目的是帮助大学生客观地认识自己，清晰了解自己的性格、气质类型、存在的优缺点等，引导他们合理进行职业生涯规划，学会管理时间，合理分配时间；引导他们掌握并学会运用正确的人际交往技巧，能与同学、老师建立协和、融洽的人际关系。带领他们在团队活动中学习如何表达和控制情绪，掌握正确面对压力的方法，学会怎样去化解来自自身和外界的双重压力。

假设团辅团队就是一个小社会，那么辅导的过程就是帮助成员进行适应社会的训练，熟知社会规则和应对社会各种事物以及人际关系的方法。在团辅中各个成员能够彼此交流经验和体会，在相互促进中得到共同的提升。这些都能很好地促进成员提升他们的认知能力，因为认知能力很大程度上决定一个人的社会适应程度及心理健康水平，像焦虑、抑郁、自卑等不良的情绪往往都是由不当的认知造成的。在团辅中，成员之间会沟通交流，分享经验，体验共同的情感，相互进行模仿性的学习，体会模仿适应行为，大家除了模仿辅导老师外，还可以根据自身需求，选择性地寻找模仿对象，这些都是个体辅导无法达到的效果。

（二）发展的作用

发展，是团体心理辅导的目的之一。在辅导中充分尊重和重视每个个体的需求，帮助他们在活动中获得全面的发展与提升，这些都直接体现了心理辅导所倡导的遵循人的发展模式的理念。在团体心理辅导中，让成员意识和发现自己存在的错误观点和认识，帮助他们扫除认知上的障碍，坦然面对工作和生活中的同事关系问题、婆媳矛盾问题、岗位压力问题、与孩子的代沟问题、与配偶的相处问题等状况，树立健全的人生观和价值观。团辅在提升个人发展方面最大的作用就是给予个体正确的启发和引导，满足其社会需要，促进他们对自我的了解与接纳，形成积极应对问题的人生态度，从而对自己充满信心，对未来充满希望，并逐步迈向自我完善。

（三）预防的作用

预防尚未发生的心理问题是团体心理辅导的重要功能之

一，也就是将可能出现的心理问题扼杀在萌芽状态中。比如幼儿园教师，每天深陷各种繁琐的工作中，要面对孩子、家长、同事、领导等各个群体，白天要带领几十名幼儿开展活动，处理孩子之间的矛盾，幼儿离园后还经常要加班参加教研、环境创设，和家长交流情况，早出晚归和高强度的模式让他们身心疲惫，如果不能有效、及时地排解，可能会影响到幼师的身心健康。

针对幼儿教师群体，团体心理辅导可以为他们创造一个被保护的心理环境，让他们在团辅活动中发泄负面情绪，释放精神压力，在其他成员的关心中体验团队温暖。在相对安全的环境中，建立与同伴间的良好信任关系，找到愿意表达内心的对象。在团体心理辅导的过程中，当团体凝聚力形成并逐渐增强时，会让团体成员产生强烈的归属感和认同感，满足教师的归属需要和被认同的需要，有利于他们的心理健康发展。

值得要求的是，团辅的帮助作用要体现在激发成员的内在动力上，辅导者不应该直接告诉成员该如何解决问题，而应该为成员间的交流创造更多的机会，让他们相互倾诉，讨论遇到困难的解决方案，提升处理问题的能力，从本质上预防心理问题的发生或是降低发生的概率。而作为辅导者，要观察成员的反应，及时给予需要进行个别辅导的成员帮助，以防止个别成员心理问题的恶化和扩散。

四、团体辅导的理论基础

（一）人际沟通理论

人际沟通分析理论是一种人格理论，是一种针对个人的成长和改变的有系统的心理治疗方法，又称交互作用分析理论。它是由美国心理学家伯恩（E. Berne）于20世纪50年代创立的心理学理论，在人格理论基于推测个体内心及人际层面如何运用的基础上，更加强调沟通。当个体与他人发生互动沟通时，该理论通过分析个体的自我状态，帮助个体认清现实、进行自我澄清、逐渐趋于稳定在成人自我状态，促进个体的成长和改变，使个体获得健康的自我成长，养成健全的交互作用模式。①

人际沟通研究可适用于很多领域，已有成果为团体辅导中需要解决的人际交往问题提供了有价值的参考，也为团体辅导教师选择怎样的团体沟通方式，如何观察、指导团体成员的沟通，增进自我了解和他人了解，在协调的人际关系中获得成长提供了具体的方法和技巧。团体辅导的过程就是一种人际沟通相互作用的过程，因此，人际沟通研究的成果大多适合于团体辅导的过程。

---

① 崔奕. 人际沟通分析理论在高校师生沟通中的应用［D］. 哈尔滨：黑龙江大学，2015.

（二）团体动力学

团体动力学是著名心理学家勒温（K. Lewin）提出来的，又称为群体动力学，其根本就是针对团体中各成员间的相互关系及由成员内在动力所产生的交互作用的研究。勒温认为，任何人都不是独立存在的，都是身处于某个团体中的，团体具有一种吸引成员的凝聚力，这源于团队内部建立起的规则和共同的价值标准，它将个人的需求和团队的目标紧密联系在一起，让团队和个体形成相互影响。不过，任何团队的成员都有一个从不熟悉到较熟悉到很熟悉的过程，在这个过程里，规则、沟通和凝聚力发挥了重要的作用。

何为规则？规则，是运行、运作规律所遵循的法则。规则是对应于社会人物而言，为协调个体、自然、社会之间，对内或对外的各类关系，以维护共同利益而形成的基本约定；是规定出来供大家共同遵守的制度或章程，可以是不成文的规定。在团队中，如果有人违反了规则，就得不到伙伴的认同，会被排斥或者拒绝。规则影响着团体中的每个人，大家在无形被一个共同的行为准则牵引着，所以在团体辅导中，规则是基础，它将控制着团体成员的行为，从而促进辅导目标的实现。具体来说，团队的规则会产生如下作用：

首先，维护团体秩序。一个团体不管成员是怎样组成的，一旦形成就是一个整体，整体中的人无论是认知还是情感，或者是行为都必须保持一致性。规则就是在团体刚形成初产生的，它的制定让一致性有了依据，规则的诞生能将一个个独立的个体凝聚起来，依据准则相互一致。团体的规范能否建立，能否为绝大多数成员接受，直接影响团体的内聚力，直接影响团体能否走向整合与稳定成熟，影响其治疗功能发挥。

其次，能让认知标准化。规则，就像一把尺子、一杆秤，它让成员对问题的认识与评价有了一个同一标注，促使团队形成共同的目标。哪怕有少数成员不赞同，但规则的压力和个体的从众性让团体始终保持意见的一致。不仅如此，规则还会约束成员的行为，明确告诉他们该做什么，不该做什么，具体如何去做，等等。

那么何为沟通？沟通是人与人之间的信息交流和传递，它是团体成员间良好互动的纽带。沟通双方分为主体和客体，主体为发信者，客体为受信者，在沟通中，主客体的关系是不断变化的。当甲方作为发信者时，乙方为受信者，这时，甲方是主体，乙方是客体；相反，当乙方作为发信者时，主客体关系便发生颠倒。在一般的沟通状态下，这种主客体关系总是在不断变化的。由于沟通双方都在同时扮演发信者与受信者的角色，这就要求个体在沟通过程中，既要考虑自己的需求和动机，也要考虑对方的需求和动机，这样才会产生有效的沟通。

无论是哪一方，在相互交流的时候，或多或少都会受到主观经验的影响，这些主观看法并不一定能获得他人的理解和认可，有些观点甚至会脱离社会的正常认知，辅导教师对这些情况要予以重视。

最后是关于凝聚力。团体凝聚力是指团体对成员的吸引力，成员对团体的向心力，以及团体成员之间的相互吸引，团体凝聚力不仅是维持团体存在的必要条件，而且对团体潜能的发挥有很重要的作用。凝聚力是一个团体发展的强大动力，因为有了凝聚力，团体就不会是一盘散沙，大家在实现共同的团体建设目标中达到整合、和谐的凝聚。是否有凝聚力是评价一个团队发展是否成熟的标志，凝聚力高的团体，成员能更积极主动参与活动，能更自觉地遵守团体的规则，成员之间能更友好和谐地相处，所以在设计音乐团体心理活动时必须围绕凝聚力。

团队凝聚力的产生有内外两方面的因素。内在因素来自成员与团队本身，外在因素来自环境的压力。在塑造团体凝聚力时，要强调发展目标的激励原则，一个团体要有共同的发展目标，有没有共同的目标，共同目标的好差，直接影响团体的风气、精神和凝聚力。共同目标要通过个体目标来实现，个体目标要注重个体的发展。团体凝聚力包含四个系统：个人系统、成员系统、团体系统和整体系统。个人系统指的是成员展现出的个体特点与特质；成员系统指的是成员身处团体中展现出的特点与行为模式；团体系统指的是通过活动中的互动展现的行为特性；整体系统指的是全体成员作为一个团队整体展现出的属于该团体的特有的特点。

（三）人本主义理论

人本主义心理学派是美国当代心理学主要流派之一，由美国心理学家马斯洛创立，现在的代表人物有罗杰斯。该学派既反对行为主义把人等同于动物，只研究人的行为，不理解人的内在本性，又批评弗洛伊德只研究神经症和精神病人，不考察正常人心理。人本学派强调人的尊严、价值、创造力和自我实现，把人的本性的自我实现归结为潜能的发挥，而潜能是一种类似本能的性质。

马斯洛提出了"需求层次理论"，他把人的需要分为两大类和七个层次。其中两方面包括缺失需要和生长需要；七个层次由下而上包括生理需要、安全需要、归属与爱的需要、尊重的需要、认识需要、审美需要、自我实现需要。人若要去满足高一个层次的需要，就必须先满足前一个层次的需要。当产生了缺失需要时，就会产生匮乏性动机，而一旦满足了，紧张感便会随之消除，动机便会失去，这个需要是人和动物都有的。而生长需要则是人类特有的，当人满足了生活和生存需要后，就会产生渴望发展和展现自己潜力的更高级需要，也就是精神层面的需要，而精神需求得到满足，才能真正提升人的幸福感。

而罗杰斯所积极提倡的"患者中心疗法"和"无条件的积极关注"中所包含的观点，为团体辅导活动的有意义开展提供了理论基础。他提出必须为人格的健全发展创造好的教育环境，要在理解、关心、接纳和尊重等品格中实现个人的自我发展。在团体活动中，通过团体为成员提供归属感，并营造和谐良好的氛围，关注个体的需要、展现个体的魅力、实现个体的价值，让成员感受爱和被爱、尊重和理解，从而实现团体成员的健康成长。

（四）社会学习理论

社会学习理论是由美国心理学家班杜拉（A. Bandura）提出的。它着眼于观察学习和自我调节在引发人的行为中的作用，重视人的行为和环境的相互作用。班杜拉认为社会学习理论是探讨个人的认知、行为与环境因素三者及其交互作用对人类行为的影响，所以又称"榜样学习"或"观察学习"。从过程来看学习，分为两种，一种是"直接"的学习，就是人通过反映的结果来学习到某种行为品德；另一种是"间接"的学习，就是通过某个榜样的耳濡目染而逐渐内化吸收优良的行为品德。这里就强调了榜样的力量，一个优秀的榜样带给他人的影响是深远的，所以在团体辅导活动中，通过模仿学习团体成员间反馈结果良好的行为，通过团体成员间相互帮助、相互鼓励，树立自信心，从而实现整个团体的共同进步。

（五）群体心理学

群体是人们以一定方式的共同活动为中介而组合成的人群集合体。群体心理学是研究结成群体的人们的心理现象、心理活动的社会心理学分支。社会群体生活是人们的基本生活方式，因此，人们在社会生活中的群体心理，就成为社会心理学研究的主要组成部分。要成为群体，必须具备五个条件：有一定数量的成员；有一定的为成员所接受的目标；有一定的组织结构；有一定的行为规范；成员心理之间有依存关系和共同感。

在团体辅导中，成员们的相处就能形成团体心理。一个团体的心理组成成分有团体中的各种交往关系，像成员之间，辅导师和成员之间都是交往关系；有团体的氛围状况，它是集体成员在情感交流中相互传递、暗示、感染而形成的多数人都体验到的情绪状态；有成员自身的心理状态，像气质类型、对团体的喜欢程度等；有团体的需求成分，这种需求是在团体成员利益一致性的基础上产生的，反映了团体成员共同追求的目标，是团体成员活动的心理动力；有舆论的成分，这个舆论的形成会受到社会普通大众道德标准的制约，也会受到成员道德水平的影响，积极的舆论能帮助团体更加团结，而消极的舆论则会让团体一盘散沙。

第二节 ｜ 音乐团体心理辅导

音乐团体心理辅导是指通过音乐活动促进团体成员之间

情感沟通和交流，达到减轻焦虑、抑郁等负面情绪、提高自尊、自信等积极情绪的一种心理辅导方法。

一、音乐团体心理辅导的含义

团体音乐辅导，因为有"音乐"二字，那么辅导的手段肯定是和音乐息息相关的，具体有如下几类：

（一）聆听

音乐作为能够调节人身心健康的媒介，首先需要的是我们对它的感受，而感受音乐就是依靠"听"，在听音乐中体会音乐的强弱、快慢，以及音高与音色变化所带来的舒适感和放松感，所以听是音乐心理辅导中的第一步。而听觉能力中包括了感受力、注意力、记忆力、听辨力等。深入的聆听是有要求的，其中包括音乐同步、想象、放松训练等。

（二）演唱

人人都带有一个天生的乐器，就是嗓子，所以演唱是最常见的音乐表现方式。团体辅导中的演唱可以训练语言表达能力，刺激语言表达的动机，增加词汇量，体验自带身体乐器带来的美好经历。

（三）演奏

演奏需要借助不同乐器来完成，乐器可以用来表达语言无法表现的内心意义，尤其是团体演奏可以培养人际交往能力，使成员学会良好的沟通技巧，学会如何与他人配合完成演奏。

（四）律动

伴随音乐用肢体律动，在律动中体验旋律感。团体辅导中的律动能够训练动作协调能力，发展空间和方向的概念，通过肢体触碰共同完成的律动不仅能促进交互，还能统合视觉、听觉、触觉及身体本位觉的感官经验，以身体响应速度、节奏、力度的变化。

（五）创编

在充分感受和体验音乐的基础上，可以鼓励团队进行音乐创编，其中包括节奏表现、根据旋律填词、根据歌词编曲等形式。

二、音乐团体心理辅导的特点

心理辅导不同于心理治疗，治疗是用于心理已经出现问题的人，而辅导更多是用于没有出现心理问题人群的预防，多以团体的形式开展。同时，团体心理辅导并不是普通的心理健康教育课，它注重的是在有序和有意义的活动中，提升接纳自我的能力、人际交往能力和应对困难的能力等。因此音乐团体心理辅导要有以下五个特点：

（一）以活动为媒介

以团队成员的音乐活动为媒介是完成音乐团体心理辅导的基础环节，一个吸引团队的高质量的活动是决定团辅是否成功的重要因素。团辅不同于心理健康教育课，不是对着教案照本宣科就能实现辅导目标的，辅导的过程要时刻关注成员的反应，要经常给予成员机会去表达想法和观点。整个团辅过程，团辅的对象才是主角，他们要在音乐活动中与其他成员充分互动，在不同音乐活动中去领悟需要了解的知识。

（二）以趣味为宗旨

有趣的环节和内容是吸引成员主动参与音乐团体心理辅导的关键。音乐团辅可以从情境体验开始，通过音乐的不同方式，引发团体成员的情感共鸣。生动有趣的活动设计让成员积极参与其中，体验由不断变化的音乐带来的情绪波动，并专心投入进去。辅导者还可以设计音乐剧的角色扮演或者情节表演等内容，提升成员的参与兴趣。因此，音乐团辅中的趣味性主要就是要求辅导者在明白团队成员需求基础上，想方设法提高他们的求知兴趣。

（三）主体性

辅导老师在音乐团体活动开展前就要充分了解每个成员的具体情况，他们分别面临着怎样的心理困扰，在活动中要尊重每个个体的需求和性格特点，因材施教式地选择音乐素材，通过激发团队成员的进取心，激励他们积极参与，并学会独立地分析和解决问题。

（四）良好的互动

良好的互动是目前无论是课堂教学还是团辅活动开展的

评价标准之一。辅导师与团队成员直接通过互动来达到相互之间的认知改变。情感迁移或者是投射，新行为的建立和强化，都依赖于团体成员间的交流和互动。良好互动的前提是成员的主动、积极参与，而能够促使他们主动参与的最直接因素就是吸引的氛围和内容，所以音乐团体心理辅导要努力创设一种参与气氛，让每一个团体成员都参与，让每一个团体成员都想分享。常用的方法是采用小组合作的学习形式，就是将座位的排列组合进行调整，主要的形式就是成员间的讨论和分享。

（五）和谐与激励

在音乐团体辅导中，辅导师要转变思路，不能把自己定位成教师，而是把自己定位为和团队成员处于一样平等地位的参与者。心理辅导师要能够真诚地面对成员，关注每位个体的需求，清楚地理解对方的细微感受，并且回馈到位。在辅导师的鼓励下，每位成员完成自我了解、探索和发现及革新的过程。在温馨和谐、彼此尊重信任的环境里，大家放下防备，愿意与同伴进行分享，辅导师要对大家的经验分享成果开展及时的点评，点评要以鼓励为主，不要否定和批评，让成员在不被伤害的情况下得到领悟与成长。

三、幼儿教师音乐团体心理辅导的内容

针对不同的需求，音乐团体心理辅导会指向不同的方

向，针对幼儿教师群体的音乐团体心理辅导主要包括人际关系、生命教育、人格塑造、情绪管理、生涯规划五个方面。

（一）人际关系辅导

人际交往一般是指人与人之间开展沟通与交流的互动过程，所以人际关系辅导的主要目的是帮助幼儿教师适应并融入新的集体、新的环境，掌握与人沟通和交往的方法，能正确面对和处理人际交往中的矛盾与冲突，能体验合作与竞争。

（二）生命教育辅导

生命教育，即直面生命和人的生死问题的教育。开展生命教育辅导的目的是帮助幼儿教师学会尊重生命，理解生命的意义以及生命与天人物我之间的关系，学会积极地生存、健康地生活与独立地发展，并通过彼此间对生命的呵护、记录、感恩和分享，由此获得身心灵和谐、事业成功、生活幸福，从而实现自我生命的最大价值。

（三）人格塑造辅导

和谐人格是指个体人格组成要素各部分间及个体人格与自身所处环境的和谐、协调。健康的人格包含五个方面：能处理好人际关系；能适应复杂多变的社会；有正确的自知力；健康、积极地对待生活；能控制好自己的情绪情感。所以人格塑造辅导主要是包括发展自我觉察与自我接纳；发展有效生命质量观，建立正确的世界观、人生观和价值观；发展缓解学习、生活和工作的能力。

（四）情绪管理辅导

情绪管理就是善于掌握自我，善于调节情绪，对生活中矛盾和事件引起的反应能适可而止地排解，能以乐观的态度、幽默的情趣及时地缓解紧张的心理状态。情绪管理辅导主要是帮助提升个人的情绪管理能力，使其掌握不良情绪排解和宣泄的方法，学会调节情绪的方法。

（五）生涯规划辅导

生涯发展规划，是对人一生发展的规划，内容主要包括学习规划、职业规划、生活规划、家庭婚姻规划和财务规划等。生涯规划的辅导主要是针对个人的兴趣爱好、性格特点，帮助其增强对各行各业的了解，增强对未来新生活的信心，发展对工作正向的态度等。

四、幼儿教师音乐团体心理辅导的目标

（一）个人发展目标

在音乐团体心理辅导所开设的活动，促使每位团队成员看到自己的闪光点，认识到自身的缺陷与不足，在逐步了解自己的过程中摆脱自卑感，树立自信心；坦然面对不足之处，进行调整和改进；放下心中戒备，学会信任自己和身边的人；掌握人际交往技巧，学会与他人友好相处；提升表达能力，能清晰阐述内心想法和感受；乐意帮助他人，愿意为

他人提供支持；对他人的需要和感受变得敏锐；学会互助和
宽容。

（二）团体发展目标

通过音乐团体心理辅导所开设的活动，帮助团队更加
团结，更有凝聚力；增进团队成员间的信任和尊重，能学会
相互包容和接纳；培养团队成员间用恰当的方式表达，能敏
锐觉察他人的感受和需要，学会对他人表达关心、关爱和帮
助；能学会用正确的方法解决成员间的矛盾和冲突；学会去
包容、体谅他人，提升团队的归属感和安全感；帮助团体成
员制订改进行为的计划，并付诸行动；在团体中形成良好气
氛，辅导教师与团体成员互动、互助。

五、音乐团体心理辅导的基本原理

（一）从心理和生理两方面同时影响辅导对象

人类早期的音乐活动，既不是为了审美，也不是为了享
乐，而是为了生存。

相传在史前时期，人们就相信音乐具有影响身体和精神
的巨大力量了。比如人们认为重大典礼仪式中的歌曲就源自
超越大自然的神奇力量，他们在音乐中祈求神灵保护家园，
保佑健康。所以说音乐能影响身体和精神需求的说法已经存
在很久了，人们在音乐中不仅能感受到音乐的美，也能感悟
到对生命的体验。

　　音乐之所以能产生大能量，首先是因为音乐声波的振动频率会引起生理上的反应，音乐有规律的振动能直接对身体的器官产生共振效果。这是因为身体内部的器官都依赖着振动，比如心脏跳动、胃肠蠕动等，因此当人听到音乐时，且其所产生的振动和身体内器官的振动产生共振时，就会帮助身体分泌生理活性物质，调节血液流动和神经，让人富有活力、朝气蓬勃。研究表明，当人身在优美动听的音乐环境中时，能有效改善神经系统、心血管系统、内分泌系统和消化系统的功能，促使人体分泌一种有利于身体健康的活性物质，可以调节体内血管的流量和神经传导。

　　以上是音乐对人产生的生理反应，从另一方面说，音乐声波的频率和声压也能引起心理上的反应。良性的音乐能提高大脑皮层的兴奋性，可以改善人们的情绪，激发人们的感情，振奋人们的精神。同时有助于消除心理、社会因素所造成的紧张、焦虑、忧郁、恐怖等不良心理状态，提高应激能力。

（二）音乐具有促进大脑思维，产生积极能量的功能

　　在团体音乐治疗的活动中，播放具有特定节奏与旋律的音乐，能够充分发掘团体成员的创造力和感知力。这是因为人的大脑分为左脑和右脑，在日常生活和学习中，掌管逻辑、语言、推理的左脑常常得到开发和锻炼，相对而言，掌管情绪、想象力、创造力的右脑开发程度较弱。研究表明，

选择悦耳喜爱的音乐，能够最大程度地刺激右脑，大大提升创造力和信息吸收力等潜在能力。但是，并非所有悦耳愉快的音乐都可以达到提升心灵疗效的作用。音乐心理学家的实证研究指出：人类大脑具有特定的脑电波，并且音乐是由振幅、频率、相位等参数构成的波形信号，由此可知，音乐可以影响人的大脑活动，从而改变脑电波的特征。所以常听具有心灵治疗效果的音乐，能有效减少出现不稳定的脑电波，从而达到身心放松、心境平和的效果。

第三节 | 音乐团体心理辅导的方式

音乐团体辅导的方式也分为接受式、再创造式和即兴演奏式。对比音乐治疗，音乐团体辅导是通过"团体"的方式去辅导尚未出现心理健康问题的人，但这群人当中可能有的已经出现了心理上的困扰。在音乐团体辅导中，通过团体成员间的互动，促使个体在团辅活动的交往中通过观察、学习、体验，认识自我、探讨自我、接纳自我，调整和改善与他人的关系，学习新的态度与行为方式，激发个体潜能，增强适应能力。音乐团体辅导的组织者和开展者为团体提供良好的舒适的活动场所，营造一个让人充满信任和支持的团体氛围，让参与者在有安全感的环境中积极面对问题，正确评估自己的价值观，让自己能成熟地接受挑战。

一、接受式

（一）歌曲（乐曲）讨论

音乐团体辅导中的歌曲（乐曲）讨论指的是音乐心理辅导教师和团体成员一起聆听歌曲或者乐曲，听完后对音乐所表达的内容、情感开展积极的交流和探索。聆听的内容可以由音乐心理辅导师选择，也可以由团体成员决定。在心理辅导的过程中，辅导师要善于观察和捕捉团体成员的感觉，比如当音乐声响起时他们的表情是接受、喜欢、兴奋还是不喜欢、难过等，这是开展音乐心理辅导时辅导师需要具备的第一素质。当他们都能接受歌曲和乐曲的风格时，才能开始团辅活动。而有的辅导师则会在音乐团体心理辅导开始的时候就请每一位团体成员分享一首自己最喜欢的曲子，可以是歌曲也可以是乐曲，不过更倾向于有歌词的歌曲，因为歌词能够很直白地表达出人的思想，从歌曲分享开始的团辅能够让团体成员间更快地相互认识和熟悉。

（二）音乐回忆

音乐团体心理辅导里的音乐回忆是通过聆听音乐来引发人们对于过去生活事件和经历的回忆。心理辅导师可以让团队成员自行选择喜欢的或者于他们而言有着特殊意义的音乐，在共同完成听音乐的过程中了解和发现团队成员的心理需求。当然辅导师要根据每次辅导的内容和目的来引导成员选择音乐，比如为了了解成员的成长历史，就请他们根据成长的经历或者成长阶段的顺序，来选择符合情境的音乐，而辅导师通过这些音乐来判断和探索团体成员较完整的成长史和情感史。

（三）音乐同步

音乐团体心理辅导里的音乐同步是指心理辅导教师选用不同节奏的音乐或即兴演奏音乐来与团体成员的生理、心理状态同步，这一点和音乐治疗的相似。当团辅参与者听到音乐后，产生共鸣，想去更深入体验音乐并改变音乐，辅导师将成员的身体状态、心理状态和情绪状态向预期的方向引导，以达到辅导的目的。音乐的功能是非常强大的，尤其对人情绪的影响是很有力的，通过音乐的方式来开展团体辅导，就要努力做到让音乐和团体成员同步，让大多数成员的情绪和音乐表现的情绪产生共鸣，并能够跟随音乐的变化来调整自身的生理和心理状态。作为团体辅导是以预防为主的活动，它不同于治疗，是根据已有的问题来解决问题，辅导师可以稍微随性点选择音乐的风格，但风格必须是团体成员喜爱的，至少是能接受的。而且辅导师要明确，一首歌曲或者乐曲，某种类型的歌曲或者乐曲是不一定能够引起较大的情绪反应的，这是需要有一个持续影响过程的，而且影响的程度也会与成员音乐素养基础有关，这些都是需要辅导师在开展团辅前就有所了解的。

（四）音乐想象

音乐团体心理辅导里对音乐的想象是在特别选择或者编制的音乐的背景下产生的自由想象。这种想象通常是生动的视觉联想，有时会伴随强烈的情绪反应，想象不会是无意义的，它往往与团体成员深层的内心世界和潜意识中的矛盾有关。音乐团体心理辅导里的音乐想象要达到以下两个目的：

第一，帮助团体成员充分了解自己，认识自己。音乐团辅的重要工具是音乐，所以在整个团体辅导的场合和过程里，辅导师并不需要和团体成员进行语言的交流，音乐环节结束后，辅导师引导团体成员交流想象的场景和内容，大家一起探讨想象内容包含的深层次的意义，从而帮助团体成员看到潜意识的自己，达到了解自己的目的。

第二，帮助团体成员体验自身内心情感世界。音乐团体心理辅导中的音乐想象训练可以有引导性的和非引导性的。在开展想象前，辅导师首先要为团体成员营造好想象的氛围，用语言进行引导，将成员带入一个特定的情景开始想象，可以想象在大海边，在森林里或者其他户外的能让人放松和平静的场景。当然，辅导师也可以不给团体成员这样的引导，直接带入主题："请大家仔细体验音乐，想象它带给了你怎样的画面。"在引导过程中,辅导教师要关注团体成员随音乐进行想象的内容和当时的情绪状态,给予及时的指导和推动。

团辅中的引导性音乐想象和音乐治疗中相似的地方是,它们都需要活动组织者对整个过程进行把控。团体成员在辅导师的引导下对音乐表达的画面和情感进行自由想象,在想象中和美好的大自然进行对接和链接,实现良好的情感体验。这种方法主要是帮助团体成员降低心理的消极体验,提升对抗紧张、焦虑甚至抑郁情绪的能力,构建自身的安全感和放松感模式。这个体验过程就是一场为了帮助团体成员放松而进行的训练,目的是勇敢面对不足,增强面对内心痛苦的承受能力和自我的力量。这种情景下,要为团体成员选择让心情舒缓的音乐,音乐结构要简单,不能过于复杂,比如旋律感和节奏感过强的进行曲风格作品。

团辅中的非引导性音乐想象和音乐治疗的要求也是相似的,把想象的主动权交给团体成员,让他们自主进行自由的联想,而辅导教师对音乐的选择就体现了对想象内容的方向控制。在团辅过程中,心理辅导教师的任务是跟随团体成员想象的方向,推动和深化他们的想象深度与情绪反应。这种方法通常会被运用在深层次的心理辅导过程中。团体成员受到音乐情绪的影响产生丰富而又复杂的内心想象和潜意识的心理活动,以达到宣泄痛苦情绪、认识自我和人格成长的目的。在这种情况下,心理辅导教师通常选择结构复杂、充满矛盾冲突和复杂情绪特点的交响乐作品。

（五）投射式音乐聆听

投射式音乐聆听指的是团体成员在聆听音乐或某种特别设计的音响时进行自由联想，在聆听后，心理辅导师引导团体成员按照自己的联想编写一个故事，辅导师根据故事的内容对团体成员进行分析和诊断。美国的克罗克（R. L. Crocker）创立了一个针对儿童的心理治疗方法，即"投射式即兴演奏"。由心理辅导师在钢琴上进行即兴演奏，来引导儿童进行投射性的交流和讨论。主要是按三个步骤来开展：首先，辅导师在钢琴上弹奏不同性质、不同类型的和弦，引发儿童的联想；其次，辅导师根据儿童的联想开始即兴弹奏钢琴，儿童在即兴旋律的伴随下开始编故事；最后，心理辅导师根据故事与儿童开展探讨，共同确定一个音乐主题或者标题，再根据标题进行下一步的即兴演奏。

二、再创造式

美国纽约州立大学的罗宾斯（N. Robbins）提出了"音乐儿童"的观念，他认为每一个正常的儿童都具备音乐能力。这种能力不是依靠后天的勤奋练习获得的，是本能存在的，如果儿童缺乏某种音乐能力就代表着他在生理或者心理的某方面出现了问题。而解决问题的方法就是针对儿童缺乏的方面开展有针对性的训练，当儿童恢复了应有的音乐能力并得到较好的发展时，其生理和心理上的问题也就随之得到了解决。这个案例提供了再创造式音乐心理辅导的思路，辅导师可以在团体辅导中，让团体成员有针对性地开展歌唱训练、乐器演奏，提升对音乐的感受和体验能力，并在即兴创作和音乐剧表演中提升对音乐的创造能力。

以音乐为媒介的团体辅导是很受人欢迎的，不论性别、年龄和职业，音乐都能有效深入人的内心并起到应有的效果。根据要实现的心理辅导目标，团辅可以以音乐为目的，也可以以非音乐为目的，不管是专门的音乐技能学习还是团辅需要的演唱和演奏，并非是要看到实在的结果，它们是以过程的情况为标准的。团体成员在过程中能否理解辅导师的意思开展音乐的想象、联想，能否积极投入演唱和演奏中，团体成员和辅导师之间，以及团体成员之间的互动和交流是否顺畅，他们能否接受和适应自身在团体活动中扮演的角色，能否努力和他人合作，在遇到阻碍时能否接纳、包容同伴等才是音乐团辅的真实目标。

以上都说明在再创造式音乐团辅中我们应该更关注过程中的人和事，尤其在面对内向型的成员时，除了要鼓励他们大胆融入集体，更要让其他成员主动接纳，帮助他们克服。因为本研究是针对幼儿教师的团体辅导，而团体成员共同的职业能让他们共情，所以团体辅导师就可以创设在幼儿园工作的场景开展音乐团辅，让幼儿教师在小集体中获得不断地解决问题、克服困难和获得成功经验的能力，增强团体成员的学习动机和抗挫折的能力。团体成员最终会把自己在学习音乐过程中所获得的成功经验泛化到日常生活中去。

三、即兴演奏式

即兴演奏式辅导方法在欧美国家的音乐治疗中十分常见，甚至在有些欧洲国家，即兴演奏式音乐辅导就等于是音乐心理辅导了。即兴演奏非常考验整个团体的人际关系状态，演奏出来的效果可能是杂乱无章的，也有可能是悦耳动听的。一般来说，在团体辅导中的即兴演奏，刚开始时因为彼此都不熟悉，出于基本的礼貌，大家会比较克制自己的个性和思维，因此即兴出来的效果往往是和谐美好的。但是随着相互之间越来越熟悉，大家会逐渐希望去展现自己的特点和个性，所以在接下来的即兴演奏中，团体成员会充分表现出自己对主题的理解，而强弱快慢的不一样就会让即兴出来的效果有些乱甚至刺耳。杂乱无章会让大家很不满意，因为确实不好听，所以这个过程不会持续很久，在后面的治疗活动中，大家又会为了再次演奏出和谐悦耳的音乐而选择接纳和包容。

即兴演奏式团体辅导可以规定一个主题，比如"我最开心的事""我的家庭""我最好的闺蜜（兄弟）"等，也可以没有固定主题，在团体成员即兴演奏后，根据演奏的风格来商量一个主题。心理辅导师在整个演奏中应该自始至终扮演引导、帮扶、支持和启发的角色，是配角，不能喧宾夺主去展现自己的即兴水平。通过团体成员在一起一段时间的合奏练习，大家逐渐建立起对心理辅导教师的信任，心理辅导教师进一步为团体成员提供一个安全的宣泄内心情感的环境，即使这种情感是不正常的或是非理性的，心理辅导教师也应予以接纳、理解。

第四节 ︱ 幼儿教师的音乐团体心理辅导

本研究针对幼儿教师群体特点提出了缓解心理压力、提升自我认知评价、提高人际交往水平等的音乐团体心理辅导方案，旨在助力因繁重工作而带来心理隐患的教师摆脱困境，健康地投身到幼儿教育事业中。

一、音乐放松心理辅导

（一）什么是音乐放松

从"音乐放松"四个字不难理解其内涵，就是通过音乐的方式来帮助人们进行全身心的放松体验。在音乐的众多功能里，首要的就是放松功能。在人身心疲惫的时候，一首好听的乐曲能够驱赶疲劳，那么音乐为什么能有这个作用呢？研究表明，人们在听音乐的时候，心跳速度会减慢，血压会降低，肌肉张力和皮肤电位会下降，皮肤电阻值会升高，血管容积会增加，肾上腺素会下降，肠胃活动会增加，血液中的内啡肽含量会上升，等等。这些生理现象都表明了人的身体进入了放松的状态，身体的放松会帮助人们缓解紧张带来的焦虑感。

（二）音乐放松的原理

不少人认为放松是一件很简单的事情，是不需要进行专门的训练的。有的人认为只要平躺下来，四肢伸展着就是进入了放松的状态，其实不然。以幼儿教师为例，工作的性质让他们每日的精神是处于紧绷状态的，工作上的压力带来的紧张感、焦虑感、烦闷感不会因为离开了工作岗位而消失，有时候哪怕已经回家躺在了床上，但是满脑子仍然在思考白天的工作细节，哪怕进入了睡眠状况，大脑可能依然在运转着。日复一日的精神紧张会逐渐转嫁到心理上，所以对幼儿教师进行心理辅导来排除心理隐患，首先要做到的就是放松。

真正放松的感觉应该是身体失去了重量感。有的人感觉身体轻飘飘的，有的人感觉身体好像被融化了，要消失了，也有的人会觉得身体比之前更沉重了。不管属于哪种感觉，有一点是相似的，就是身体都不能动弹了，又或者是不愿意动了。之所以会这样，是因为身体的肌肉组织都是成双成对的，当成对的肌肉组织同时放松下来时，彼此就达到了平衡的状态，会感到身体很轻，像要融化了一样，或者身体很重，无法动弹。这样的放松才称为深度放松，才是真正的放松。

（三）音乐放松的方式

1. 音乐肌肉放松训练

用音乐来放松心理是需要一个过程的，这个过程应该先从生理上来放松，逐渐过渡到心理，而生理放松先从肌肉放松开始。在心理辅导里，常见的肌肉放松方式是在心理辅导师的引导下，团体成员练习怎样做到紧张和放松间的切换，体验两种感觉不同的身体状态，由此掌握让自己松弛的方法。在肌肉放松训练中，心理辅导师一般会要求团体成员选择一个自己认为舒适的姿势，可以坐着，可以躺着，也可以是其他的姿势，然后发出指令：

第一步，请成员握紧拳头，保持握拳状态数秒后松开，体会放松的感觉。

第二步，将胳臂用力弯曲，保持数秒后放松，体会放松的感觉。

第三步，将肩膀往前用力耸起来，保持数秒后放松，体会放松的感觉。

第四步，对着胸部方向低头，坐着的成员将下巴往下触碰胸部，保持数秒后放松，体会放松的感觉。

第五步，用力咬紧牙关，保持数秒后放松，体会放松的感觉。

第六步，将上半身稍微抬起来，坐着的成员收紧小腹，保持数秒后放松，体会放松的感觉。

第七步，用力往下蹬腿，保持数秒后放松，体会放松的感觉。

第八步，将脚趾用力向内弯曲，坐着的成员用脚趾用力抓地，保持数秒后放松，体会放松的感觉。

在整个肌肉放松训练的过程中加入旋律轻盈、舒缓的轻音乐，能够促使成员更容易进入生理和精神的放松状态，并形成一个引发放松反应的条件反射的信号。团体成员可以在掌握了方法的情况下，在安静和不被打扰的环境里，闭眼冥想，逐步进行以上步骤，自行完成肌肉放松全过程。

2. 指导性音乐想象放松训练

指导性音乐想象指的是团体成员在音乐心理辅导教师的语言引导下进行音乐想象。所有想象的方法和内容均由心理辅导教师进行控制。

团体成员在肌肉放松的状态下聆听音乐，根据辅导师提示的内容进行想象，而想象的过程一般是在意识的转换状态中进行的。意象可以由治疗师或求助者来决定。意象可以是精神的，也可以是躯体的；可以是具体的和个人化的，也可以是共同的。治疗师在引导时给对方的想象空间可以是多种的，想象空间可大可小。

指导性音乐想象通常这样来完成：

第一步，进行肌肉放松训练，以音乐为背景，引导团体成员逐步放松并进入意识转换的状态。

第二步，在专门选择和编排的音乐背景下，心理辅导教师对团体成员用语言进行引导，引导团体成员按照心理辅导教师所给予的内容进行想象，想象的内容通常是各种美好的自然景象。

比如，对大草原的想象可以这样进行：当音乐响起时，请想象你站在无边无际的大草原上，温暖的阳光照射在你身上，抬头可见蓝天和白云，微风轻轻吹来，白云微微飘浮，变换着各种样子，请深呼吸，感受草原的清新空气和凉爽的风。现在你准备散散步，你慢慢往前走，脚下的草很软很软，草原上四处都是色彩斑斓的花朵，它们在风中摇曳，你走到离你最近的那片鲜花前，仔细瞧瞧它们的形状和颜色，闻一闻它们散发的香气。你尝试躺在花丛中，在鲜花的怀抱里，你的心情非常舒适，温暖的阳光、徐徐的微风、鲜艳的花朵带走了你身上的疲劳和紧张，你的身体非常放松，你感觉有一股能量注入了体内，请尽情感受这种美妙的感觉吧。现在音乐结束了，你再回味下在草原的感觉，带着这种感觉慢慢地回到现实中来，深呼吸，然后活动双手，活动双脚，再慢慢地睁开眼睛。

比如，对河流的想象可以这样进行：当音乐响起时，请想象你在一片树林里，到处是郁郁葱葱的树木，阳光从树叶的缝隙中照进来，照在你的身上，暖洋洋的，非常舒服，你慢慢朝前走去，微风吹过，很凉爽。不远处有一条小溪，潺潺的水声很动听，你走到小溪边，溪水清澈见底，你忍不住脱掉鞋袜踏入水中，然后弯下腰用双手掬起溪水，洗一洗脸，仔细感觉清凉的溪水接触面部皮肤的感觉。你穿好鞋袜继续往前走，树林里时不时传来叽叽喳喳的鸟叫声，深深呼吸大自然的清新空气，这里的一切是如此宁静和安详，此刻你的心情无比舒适和开阔，敞开你全部的心胸，投入这美妙的大自然的怀抱中去，你觉得全身都充满了生命的活力，让你的想象力自由地发挥，去感受你最喜爱的自然景色，感受你生命中最美好的感觉。音乐已经结束了，再仔细体验一下你置身于美丽的树林里的感觉，带着这种感觉慢慢地回到现实中来，感觉一下身下的床或者椅子，呼吸一下新鲜空气，活动一下双手，活动一下双脚。好，清醒了，不要着急，等你舒服的时候再慢慢地睁开眼睛。

（四）实施案例

1. 选择音乐团辅对象

本组音乐团体辅导对象为长沙县星沙镇两所公立幼儿园的 20 名教师，之前在开展音乐团体治疗时就曾在这两所幼儿园发放过问卷，并选取部分教师参与了音乐团体治疗。此次团辅使用压力测试量表对幼儿教师进行问卷调研（已经参

加了音乐团体治疗的除外），得分 19—84 分之间，从高往低
的 20 名教师组成音乐团体辅导团队。

2．设计方案

本组辅导的目的围绕"放松"开展，引导师带领成员了
解音乐放松心理辅导的相关内容，体验不同节奏音乐对身心
灵的影响，帮助团体成员获得身心的调整。

活动名称	热身活动	主体活动	活动目标
节奏导入	（1）合唱《隐形的翅膀》 （2）动作与舞蹈《寄生虫》 （3）人声节奏练习	（1）语言节奏练习 （2）声势节奏练习 （3）乐器配乐演奏	（1）感受乐曲明朗、欢快的节奏，能根据乐曲旋律打节奏 （2）引发团体成员对音乐节奏的兴趣，培养想象力、创造力和节奏感
	"动作与舞蹈"要求：成员围成一个大圆圈，在心理辅导教师"一、二、三、四"的口号中，团体成员随着四步节奏的音乐，在抑扬顿挫的旋律中慢速左右移动，同时踢腿、踩脚，做出整齐划一的动作。 "人声节奏"要求：成员围坐在一起，随着指挥和节拍的强弱缓急有节奏地拍手、拍肩、拍腿，同时发出不同的声音，自由地发挥，使声音抑扬顿挫，形成不同的旋律。 "语言节奏"要求：有节奏感地朗诵诗歌。可以选择唐诗，如《静夜思》《春晓》等，掌握一定的节奏型练习。加上拍手、拍腿、踩脚三种不同节奏型的伴奏方式，使唐诗的节奏练习具有音乐性，不是纯机械性地打拍子，而是在流畅、自如、有力度的变化和富有表现力的伴奏过程中，掌握节奏。		

（续表）

活动名称	热身活动	主体活动	活动目标
节奏导入	"声势节奏"要求：通过有规律的拍手、拍腿、踩脚等形式掌握各种多变的节奏型，并为团体成员创造节奏型积累素材。还可以进行多声部及和声的节奏练习，即在拍手、拍腿、踩脚的声势训练基础上，进行多声部及和声的节奏练习。将团体成员分成三组，每组以一种声势和节奏型进行练习，然后将三组合起来为乐曲伴奏，便形成三个声部的节奏音乐了。 "乐器配乐演奏"要求：在完整欣赏《土耳其进行曲》后，心理辅导师引导团体成员边听边用多种方法拍节奏。在进一步了解乐曲曲式结构后，让团体成员用不同的方式，如拍手、拍腿的动作来表现节拍，还可以用不同的乐器表现乐曲节拍。		
音乐放松	（1）乐器热身 （2）相识游戏	（1）主动式肌肉放松 （2）被动式肌肉放松	（1）缓解身心疲惫 （2）缓解工作压力
	"乐器热身"要求：心理辅导师播放慢节奏的音乐，团队成员用击打乐器伴奏。 "相识游戏"要求：播放音乐《握手舞》。团体成员伴随着音乐与同伴握手，随着音乐的节奏，不断变换成员，根据音乐持续的长短决定握手的时间。 "主动式肌肉放松"要求：主动式肌肉渐进放松技术的基本思路是让团体成员首先体会紧张的感觉，然后再对比不紧张的感觉，从而找到放松的感觉。主动式肌肉渐进放松练习对于那些长期处于紧张焦虑，难以找到放松感觉的团体成员较为适用。 "被动式肌肉放松"要求：被动式肌肉放松与主动式的区别在于在心理辅导师的指导下直接放松身体的各个部位，而没有人为让肌肉紧张、使劲的环节。		

（续表）

活动名称	热身活动	主体活动	活动目标
音乐放松	心理辅导师首先要让团体成员感觉舒适，采用平躺或坐姿都可以。躺好或坐好之后，心理辅导师开始进行语言的导入："请你调整一下姿势，尽量让自己感到放松和舒适。然后闭上眼睛，开始深呼吸。想象一下，当吸气的时候，把你身上的疲劳、紧张以及头脑中一切不愉快的念头和烦恼统统聚集起来；而当呼气的时候，把这些疲劳、紧张和不愉快的念头统统呼出去。"心理辅导师仔细观察成员的呼吸来判断放松的状态，待大家均已达到可进行下一步标准时开始播放放松用的音乐，同时对团体成员进行放松的语言指导："想象一下，你正躺在一片柔软的草地上。感受一下身下柔软的草地，再闻一闻青草和泥土的气息。你的头上是蓝天白云，春天的阳光照在你身上，十分舒服……春天的阳光照在你的额头上，你的额头微微地发热了……发热的感觉让你的额头放松了……放松了……越来越放松了……" 经过上面的练习，团体成员的身体就可以得到放松了。在做身体的放松练习时，一定要尽量让团体成员的注意力集中在身体的各种感受上，注意力越集中，放松得越快，效果越好。放松练习结束的时候不能让团体成员突然清醒和睁开眼睛，这样会让他们非常不舒服，应该这样说："好，我们今天的放松练习就到这里。请感觉一下你身下的床（或垫子、椅子、沙发）……呼吸一下新鲜空气……活动一下双手……活动一下双脚……好，清醒了……不要着急，等你感到舒服的时候再慢慢睁开眼睛。"		

二、歌唱辅导

（一）歌唱辅导的界定

歌唱是一种能够促进大脑健康的"活性物质"，因为在歌唱时虽然表面看上去只有嘴巴在动，但实际上却是全身的运动，它能够促进身体血液循环，能够增强心脏功能。研究表明，歌声首先以声波传递到人的大脑皮层，接着歌声所带来的美好听觉体验对人体内部以及大脑皮层产生作用，这时大脑的机能就会出现连锁反应，而当音乐的节奏与人体内的节奏出现"共振"时，则会加强人体内所有的微振频率，从而体内会释放大量的多巴胺，使人的情绪达到兴奋而产生快感。

歌唱是很多音乐治疗学派中重要的音乐治疗方式，治疗师根据治疗的需要，对已有的歌曲进行演唱或者改编，在合唱、齐唱、对唱、独唱等歌唱形式中鼓励患者倾听音乐，在积极参与歌唱中达到康复的目的。这种方式不仅可以运用在治疗中，也可以运用在辅导中。

纽约大学的音乐治疗教授奥斯汀（D. Austin）博士发展创立了"嗓音歌唱式音乐心理治疗方法"。她歌唱重拾自己真实的声音，从而找回真实的自我。她认为这样的治疗方法，会使用到很多我们的嗓音，自然的发声、歌唱可以矫治或者补偿一些在成长的经历、过程中，出现的一些关系上的困难。①

---

① 戴安·奥斯汀.歌唱式音乐治疗［C］//中国音乐治疗学会.中国音乐治疗学会第十三届学术交流大会论文集.北京：中国音乐治疗学会，2017：13—20.

　　青海师范大学音乐系教授张连葵认为歌唱能够陶冶情操、缓解压力、愉悦心灵，是音乐治疗中的一种有效的方法。歌唱疗法是通过歌声来调节人的大脑皮层、大脑边缘系统、脑干网状结构、内分泌系统和神经系统等，起到调整心境和情绪、增强兴趣、缓解紧张焦虑情绪、改善注意力的作用，从而达到治疗的目的。[①]

　　因此，对需要进行心理干预的幼儿教师开展歌唱辅导，是通过歌声的刺激把幼儿教师的心理感受转化为正面效应，也就是可以使幼儿教师减少或降低焦虑、紧张、压抑等负面情绪，从而使他们的心脏以及血液系统等正常地运作。

（二）歌唱辅导的形式

1. 独唱

　　独唱这种歌唱的方式，能够帮助幼儿教师宣泄负面情绪情感。幼儿园教师普遍较年轻，而且这个职业是需要弹唱都在行的，所以独唱对幼儿教师来说是手到擒来的事情。在辅导中，可以设计独唱的表演形式，为幼儿教师提供展示自己的平台。幼儿教师平时工作的时候只能唱幼儿歌曲，在治疗的时候就可以让教师演唱自己喜欢的流行歌曲，在演唱中获得自信，赢得大家的认可和关注。同时，也能使教师在无形

---

① 张连葵.歌唱疗法以及对女性癌症患者的音乐治疗——以歌唱的呼吸为例［J］.艺术科技，2014（3）：436.

中将工作、生活中的压力和负能量释放出来，在不知不觉中舒缓抑郁、紧张等不良情绪，在进行深情演唱时得到身心的完全放松。

2. 重唱

重唱这种歌唱方式能够增进同伴之间的情感交流，多运用在小组或者团体辅导中。每位幼儿教师都有着独特的性格特点，在日常工作中出现意见不统一而闹矛盾的情况不在少数，而采用团体辅导的目的就是要在共同的活动中促进关系的和谐发展。而重唱要达到良好的演唱效果，就一定要做到相互配合、协作、包容、理解。重唱可以成为教师之间感情交流的重要途径，运用小组或者集体歌唱的方式，使教师之间相互合作、积极协作，从而增进彼此心与心的距离。在演唱音乐作品时，大家既可以表达自己平时不敢流露的情感，还能够在重唱过程中合力打造一定的艺术效果，这将极大地增加教师的音乐审美能力，增强团队自信和凝聚力，从而形成良性循环。

3. 合唱

合唱能够让幼儿教师既张扬个性，又积极协调、相互沟通，从而促进人际交往能力的发展。处于成天忙碌工作状态的幼儿教师，心理敏感，在经常性的焦虑和紧张中积压了敌对、对抗等不良情绪。合唱和重唱一样，是需要通过合作才能完成的，而合唱比重唱的要求更高，不同声部的作品要能配合完成，更强调相互之间的合作与沟通能力。因为声部不同，一方面，教师必须相互妥协个人的个性，锻炼全局观的能力；另一方面，教师可以根据自身的条件选择适合自己的声部，发现自身的优点，一定程度上抒发自己的个性。当大家通过各声部的相互合作，演唱出动人心弦的歌曲时，成就感会更加充足。

（三）歌唱辅导对幼儿教师身心健康的影响

1. 刺激幼儿教师多巴胺与内啡肽的分泌

很多研究都证实了音乐能够让神经兴奋，然后促进人体的生理和心理产生积极的变化，达到全身放松的目的。音乐能够唤醒人们对生命的渴望和对幸福生活的向往，能够减轻人们的不适感、压抑感、痛苦感等负面悲伤情绪。这充分展现了体内内啡肽可以调节体温、呼吸和心血管等生理机能，有天然的镇痛剂的称号，内啡肽的存在不仅能够帮助身体舒缓压抑郁闷情绪，对抗身体疼痛感，还能刺激人们创造力的发挥，提高工作效率和质量，让人整体充满活力，提升人际交流沟通的质量。而多巴胺则是脑内分泌的能让人快乐的，一种在神经元之间传递信息的神经递质。

由上述论述可知，多巴胺与内啡肽都是能带给人愉悦感觉的宝贵物质，如果采用歌唱的方式进行团体辅导，能够让人体内的多巴胺与内啡肽的分泌增加，从而缓解幼儿教师因抑郁情绪等带来的情绪问题。那么治疗时要对歌唱的曲目进行合理的选择。比如选择音域较低的歌曲，这样能让幼儿教师的情绪稳定、血压稳定；选择节奏欢快的歌曲，让幼儿教师在治疗中不知不觉地跟随音乐律动，达到让身体放松的目的；在演唱时要求幼儿教师大声歌唱，因为在大声歌唱中能够更好地发泄情绪、排解烦恼。

在团体辅导前，要分析团体成员的实际情况来选定训练曲目，既可以演唱歌曲，也可以开展一些单独训练。比如可以将呼吸训练发声中的腹式深呼吸运动和发声的基本训练结合起来，达到吐故纳新、调节气、畅通血脉的作用。通过音乐来发挥调节情绪的作用，主要是通过肌肉运动的反馈机制来激活歌唱者的身体感受和情绪，当跟随音乐律动、哼唱、拍打节奏时，这些本能的动作就会传递到身体里，提供快乐的因素。当体内释放了更多的多巴胺时，快乐的感觉就会增加，当歌唱时间持续更长时，带来的愉快体验也会更长。在运用歌唱辅导来改善幼儿教师的心理健康时，要设计有利于身体机能的发声训练，起到用声音来打通经络的作用，在鼓励幼儿教师大声歌唱中，帮助他们发泄积压的不当情绪。

2. 帮助缓解幼儿教师心理压力

在一项具体的音乐实证分析研究中，我们可以观察到一个有趣的现象，那就是音乐的类型和情绪的性质并不影响音乐对情绪的积极作用。无论是同一类型的音乐还是不同类型的音乐，无论是消极的情绪还是积极的情绪，音乐都能够对情绪产生积极的影响。比如，关于第二次世界大战的电影《辛德勒的名单》中的主题曲《辛德勒的名单》，这首乐曲是由著名电影音乐作曲家威廉姆斯（J. T. Williams）创作，由小提琴演奏家帕尔曼（I. Perlman）演奏的，这首曲子以小提琴为主旋律，配以交响乐队的伴奏，表达了对犹太人在二战中遭受的苦难和屠杀的悲悯和缅怀，也体现了辛德勒这位德国工业家对犹太人的同情和拯救的英雄主义。经实验检测，歌曲《辛德勒的名单》能缓解"悲伤、愤怒、绝望、忧愁、怨恨、孤寂"等消极情绪，同时又能增强"希望、乐观、温暖、爱、激励、感动"等积极情绪。浪漫主义时期俄罗斯作曲家柴可夫斯基（P. I. Tchaikovsky）于 1880 年创作的管弦乐作品《1812 序曲》是一部纪念俄法战争胜利的伟大音乐作品，被誉为"保家卫国壮丽史诗"，经实验检测，《1812序曲》能够缓解"愤怒、仇恨、紧张、痛苦、悲愤"等消极情绪。现代流行女歌手张韶涵演唱的《隐形的翅膀》，是一首温柔动听、温暖坚韧、充满希望的流行歌曲，经实验检测，《隐形的翅膀》能够增进"坚强、勇敢、乐观、激励、温暖"等积极情绪。

从以上论述不难看出，音乐对心理健康的影响是存在的，并且不同风格的音乐可以产生不同的情绪影响，心理辅导师要根据幼儿教师的情况选择歌曲类型。在大声歌唱的过程中，幼儿教师可以缓解压力并释放负面情绪；在选择和欣赏歌曲时，可以有效地提高自己的审美能力。对于暂时还没有心理问题的幼儿教师而言，可以用歌唱的方法来避免可能出现的心理隐患，以确保自己长期处于良好心理状态中。

3. 促进幼儿教师团队的团结与和谐

在幼儿园里，每个班的配备是2—3名教师和保育员，这是一个时刻都强调团队协作的工作。在幼儿教师身上反映出的关于团队协作问题的主要原因有：

第一，对幼教职场规则和要求的不适应。这一点主要体现在刚入职的新教师身上，他们尽管能在大学期间系统学习幼儿园工作的各项技能，但大学里没有专门的课程来提升他们的人际交往能力和沟通能力。这会导致幼儿教师在每日与搭档的亲密合作中出现因意见不统一造成的不能宽容以待的矛盾。

第二，从女性思维的角度看，女性感性思维较强，往往把关注情绪放在首位。

第三，从情感发展上看，从事幼教行业的年轻人居多，他们的情感总体处于相对活跃的阶段，所以在对待他人不满、误解和矛盾时会表现出灰心或者愤怒。在对幼儿教师进行歌唱辅导时，要给他们多播放一些充满正能量的励志歌曲，尤其在团体辅导时，能让幼儿教师相互间加深了解、提升共识。歌唱辅导对心理的投射作用使幼儿教师自身的负面情绪得到抑制，并可以有效缓解平时工作生活中所带来的身心疲劳，从而使幼儿教师以良好的身心状态应对充实紧张的工作节奏。

歌唱辅导有助于幼儿教师群体的集体积极情绪发展，当幼儿教师一起演唱时，他们的嗓音和肢体就是乐器，声音与振动的源头是紧密相连的；在教师歌唱时，呼吸的状态和歌唱的状态是紧紧联系的；当教师的声音产生共鸣时，他们的心率和情绪情感是紧紧联系的。在音乐辅导中，歌唱的成本是最低的，因为不需要购买乐器，每个人都自带了乐器，运用歌唱这一简单便捷的音乐形式，可以帮助幼儿教师保持积极乐观的心理状态，刺激群体的和谐与统一。自然的声音运动会增强教师之间呼吸和身体感觉的音乐意识，同时也使彼此之间情绪的表达通过自发的声音而得到宣泄。

（四）实施案例

1. 选择音乐团辅对象

因为上一组的治疗周期很短，所以本组团队的成员和上组一样。

2. 设计方案

本组辅导的目的是带领团队成员体验歌唱对身心灵的影响，共设计了三个活动，分别是"快乐的节奏""心灵的歌唱""大胆的创编"。

活动 名称	活动形式	活动目的	注意事项
快乐的 节奏	乐器配乐演奏： （1）《铃声叮当响》 （2）《送别》 （3）《超级冠军》	（1）能根据乐曲旋律打节奏 （2）引发团体成员对音乐节奏的兴趣，培养想象力，创造力和节奏感	配乐演奏的乐器是响乐器，团体成员可以选择自己喜欢的乐器，跟随音乐的指挥，为所选取的乐曲伴奏
心灵的 歌唱	（1）哼唱《雪花》 （2）轮唱《再见吧！妈妈》 （3）合唱《保卫黄河》	（1）指导团体成员用不同的方式演唱优美抒情的歌曲 （2）吟唱心灵之歌	（1）哼唱又称闭口音，俗称哼鸣，哼唱歌曲较之其他歌曲，唱法较简单，更容易把人带入意境，更能表达人的心声。哼唱的目的是体会优美的旋律，并结合团体成员所从事的教师职业的特点，引导他们理解工作的神圣，提高自豪感 （2）轮唱的目的是学会体不同声部的旋律，在与亲友情相关歌曲的演唱中学会情感的流露和表达 （3）合唱选择的是雄壮有力的革命歌曲，团体成员在齐声而有力的演唱中抒发爱国情怀，并体验合唱的有力声响

（续表）

活动名称	活动形式	活动目的	注意事项
歌词的创编	（1）分组排练 （2）表演比赛	（1）指导团体成员尝试利用歌曲进行歌词的创编和表演 （2）通过创编表现，充分培养和发挥团体成员的创造力与表演能力 （3）体验团体的合作力量	（1）通过抓阄，把20名教师分成4组，每组5人 （2）创编规则：团体成员通过共同商议，将A歌曲的歌词放入B歌曲的曲调中。而要能够选不同的又能恰到好处交换词曲的两首歌曲，考验的是团队成员的共同智慧

3. 团辅案例分享

余老师，女，27 岁，从事幼教工作五年。

本人自述：我个子不高，长得也挺一般的，所以一直不太自信，总觉得自己不够优秀，但又拼命想要证明自己并不差。读书的时候努力得高分，工作的时候特别用心完成每个任务，害怕听到对自己不好的评价。这样的模式给我带来很多痛苦，我总是在证明自己的路上。这次本来是不想参加这个活动的，因为不喜欢团体的活动，但是身边几个比较熟悉的同事都参与了，活动场地又在自己所在的幼儿园，所以还是报名参加了。一开始我有点放不开，甚至是抵触，可当我逐渐融入这个团体时，就发现它真的很正能量。音乐心理辅导师除了教授团体心理辅导的理论与技术外，还精心设计了一些游戏，尤其是最后的创编歌词表演，大家同心协力，共同创作，以最快的方法完成任务。我的提议得到了大家的认可，同伴对我发自内心的赞赏让我懂得人内心最需要的是精神层面的满足感。

贺老师，女，29 岁，从事幼教工作九年。

本人自述：有位心理学家曾说过，"只有走进自己，才能走进他人"，这也正是我参加音乐团体心理辅导的原因。通过团辅，我展现了真实的自我，走进了自己，也走进了这个团体。我在这里提升了自信心，不再自卑，发现了自己的潜能。

另外，通过这次活动我还结识其他幼儿园的同行，更深入了解了单位的同事。在以后的生活和工作中，我将打开自己的心灵之门，敞开心扉，与他人真诚交流，悦纳自己的缺点，不做作，不掩饰，让自己活得更加真实而快乐！

杨老师，女，30岁，从事幼教工作九年。

本人自述：我从小就特别喜欢唱歌，参加工作后，尽管每天可以和孩子们一起唱儿歌，但很少有那种酣畅淋漓的感觉了。幸运的是，幼儿园领导很重视我们的身心健康，组织了这样一次音乐团体心理辅导，这是一种有效的让心灵成长的好方法，让我们得到放松，学会调节情绪，快乐工作和生活，提高生命的质量，提高审美修养。

三、鼓圈辅导

鼓圈的发明者是一名美国的鼓圈引导师，最初只是在社区开展的一种娱乐方式，一群人围坐着，在引导师的带领下，用打击乐器或者肢体动作一起进行即兴的音乐创作。当时只是为了让人们更好更快地融入社区生活，熟悉和了解邻居，相互接纳，在逐渐发展中，鼓圈被广泛运用在了音乐辅导和治疗中。

（一）鼓圈的概念

鼓圈指的是多人围坐成带有一个开口的圆圈，在引导师的带领下，击打三角铁、非洲鼓、铃铛等不同的打击乐器，根据引导师设定的节奏及主题进行模仿、练习和即兴演奏。团体成员在共同击打中感受不同质地的乐器产生的声响，在乐器和肢体的配合中体会身体参与到音乐创作中的乐趣，在相互合作中沉浸在动听的节奏和韵律中，感知真实的自我表达。除了用于音乐治疗，在团体辅导、单位团建时都可以使用这种方式。这些乐器在毫无音乐基础的人手里也能呈现出独特的节奏与旋律。灵活的形式、便于操作的特点，能够吸引人们积极参与进来，并很快被欢快的律动带动起来，在活动中感受到身心愉悦，同时人们在即兴演奏中也能挖掘创造力，训练团队协作意识。

（二）鼓圈的内涵

参与鼓圈活动的人一般是引导师和团体成员，引导师是活动的发动者和带动者，但绝不是活动唯一的主角，他的主要任务是用简单明了的手势或者姿势，在恰当的时刻，引导或者指导团体成员参与到演奏中，并进行层次的变化。这种变化可以让成员产生愉悦、开心和自信的感觉，对于他们而言，演奏这些乐器不需要任何音乐基础和乐器基础，他们只需要在引导师的指挥下，激发自身内在本能的节奏感和律动感。当然整个活动过程是要循序渐进的，首先是在引导师的带领下，了解一些基础的节奏，在熟悉之后，逐渐加入成员自己的即兴创意。常用于鼓圈活动的乐器分为金属类、木质类、皮革类和散响类。金属类的包括三角铁、铃铛等，木质类的包括双响筒、单响筒等，皮革类的包括非洲鼓、低音鼓等，散响类的包括沙锤、沙蛋等。

（三）鼓圈辅导的形式

从音乐心理辅导的角度来讲，鼓圈活动符合团体动力学理论，其参与者需要同时有数人才能完成，是非常利于培养团队协作能力的。在特定的敲击活动中，团队成员共同成长、反思，一起面对心理上的难题。团队成员围成一个圆圈，辅导师通过小游戏的方式创设轻松愉悦的氛围，给予成员很大的安全感。在这个集体的活动中，围着的圈会形成一个场域，根据同频共振原理，持续的振动会使人们跟随这种振动频率，在情绪心态上达到和谐一致。人们在这种积极的、轻松的、愉悦的场域中，心理会随着整个场的气氛而向着积极的方向发展。且因为这个活动强调的是每个人都有均等的表现机会，所以会让成员有强烈的团队认同感。

无论是幼儿教师还是从事其他职业的群体，都需要在集体里获得认同和肯定，鼓圈活动就是针对那些在工作环境中缺少被认同的人群，让他们能在团体的氛围里，在被信任和被需要中，与同伴共同创造出美妙的音乐，从而获得满足感。

1. 节奏模仿

这是音乐心理辅导的热身环节，虽然鼓圈并不需要成员会音乐或者会乐器，但是因为涉及节奏的演绎，所以需要对节奏的表现有一定的了解。节奏模仿就是由辅导师带领团体成员对活动过程中会出现的节奏型拍击模仿，在模仿中会有音量、速度和音色的变化，这些设计是为了让团体成员尽快适应手中的打击乐器，了解如何演奏节奏型，以及如何表现出音量、速度和音色的层次变化。

因为幼儿教师在大学期间会系统学习音乐专业相关课程，如钢琴、舞蹈等，具有一定的节奏感和乐感，所以针对幼儿教师的节奏设计，可以稍微出现一点复杂的节奏型让他们学习和模仿，为后面的音乐心理辅导、技法训练打下基础。在节奏模仿中，要让教师尽快摆脱参与团体活动的陌生感和紧张感。

2. 节奏互动

这种方式是指团体成员按照辅导师设计的活动方案进行节奏表演的互动。互动的方式可以是多样化的，可以是个体和个体之间，可以是个体和团体之间，也可以将团体分成若干个小组，进行小组和小组之间的互动。互动的形式可以规定节奏型来进行模仿，也可以规定几个节奏型，团体成员在节奏统一的情况下，自行选择用哪些节奏型完成拍击。

幼儿教师对孩子开展的音乐活动中，也包含了节奏和律动，他们对节奏应该是比较敏感的，所以辅导师可以让团体成员先认真聆听同伴所演奏的节奏，再进行即兴的演奏模仿。学习模仿他人的过程为相互之间创造了更多交流和合作的机会，通过小组间的反复切换，可以提高参与者的注意力，增强他们的自信心，完善社会功能，有效改善参与者因为不擅长人际互动所带来的心理压力。

3. 即兴演奏

幼儿教师根据辅导师的要求开展有标题的即兴演奏和无标题的自由即兴演奏，通过即兴来表达内心的心理情绪。标题的设定可以选用与幼儿教师日常工作相关联的正面或反面的情绪或者经历，比如"开心""难过""让我觉得不可思议的事"等，通过标题来投射幼儿教师内心的情感体验和情绪状态。或在自由即兴演奏状态下通过打击来自由表达内心深处的情绪情感，通过即兴演奏的方式让团体成员更好地感知情绪、控制情绪，以达到释放压力的最终目的。

4. 配乐声部即兴演奏

这种方式是让幼儿教师在治疗师的引导下，根据他们熟悉的音乐片段来配合完成不同节奏的即兴演奏。音乐片段的选择权可以交给幼儿教师，由他们自行商定，或者在他们喜欢的乐曲里面抽签选择，总之要体现自主选择的原则。通过即兴，将原本的乐曲在幼儿教师的集体智慧和努力下完成再创造，让音乐的风格和形象发生大的改变。辅导师可以根据团体成员的掌握程度来及时调整即兴的难度系数，但要注意的是，目的不是即兴演奏，而是通过这种创造的形式和过程帮助幼儿教师获得愉悦感，减轻心理压力和负担。

（四）鼓圈辅导对幼儿教师身心健康的影响

1. 对身体产生的积极影响

打击乐器的演奏必须左右手同时使用才能完成，所以这个过程刺激着参与者的左右脑区神经，而负责神经信息传递的突触也会随着频繁的训练刺激而慢慢增多，从而使参与者的大脑功能得到一定程度的发展及完善。

整个心理辅导过程中，参与者都要随着辅导师的要求或者音乐的变化来调整拍击的速度、力度，来完成不同的节奏型，来进行团体的配合等，这个过程是需要肢体的参与的，全身的肌肉都在紧张的运动中，其对幼儿教师因为压力过大引起的肌肉紧张、刻板行为等都有很好的舒缓改善作用。

2. 对心理产生的积极影响

音乐团体治疗的一个重要目标就是释放心理压力，鼓圈辅导对心理产生的积极影响之一就是减压。击打是一个很好的发泄方式，能够帮助压力大的人释放不满，舒缓烦闷情绪，消除紧张和疲劳，以此起到放松的作用。但打击乐器又是有要求的，不能完全随性胡乱地发出声响，它要求参与者要有律动感、有节奏感，用节奏来调动自身的人体节律，来唤醒自身的潜能。在即兴又有规则的击打中，帮助团体成员学会调整情绪，学会用恰当的方式来降低负面情绪带来的困扰，来提升自身情绪的控制能力，让自身的负性情绪得到合理的宣泄。

　　鼓圈辅导中的演奏有个体的也有小组的，人人都参与的形式能够增强参与团体辅导者的参与积极性和自信心。治疗师要鼓励团体成员对自己和同伴的演奏情况进行正面的点评，点评包括击打方式、音色处理、配合程度等，学会用积极的语言和语气来开展评价，感受在获得他人正面认可后的愉快心情，不仅帮助团体成员收获满满的正能量，也引导他们学会评价的方法。

　　幼儿教师以女性居多，普遍心思细腻又敏感，在遇到矛盾、挫折的时候喜欢扎堆倾诉或者议论，这对于化解心中烦恼没有帮助，所以在幼儿教师群体中开展不需要语言交流的鼓圈音乐心理辅导是一种很好的缓解幼儿教师心理压力的途径，通过鼓圈训练可以激发幼儿教师的自愈潜能。

3. 对社会交往产生的积极影响

　　鼓圈，其实是为参与者创造了一个安全感较高的训练环境，音乐自带的魅力和它带来的愉悦感可以让不擅长人际交往的幼儿教师参与进来。对幼儿教师而言，即便不能做到"社牛"，也不能是"社恐"，他们每天必须和形形色色的幼儿和家长打交道，所以要在鼓圈活动中，帮助他们去构建良好和密切的合作关系，搭建和同伴交流相处的桥梁，建立人际关系的自信心。在团体辅导中，参与者通过情绪主题的即兴演奏来表达自己的情感，将情绪情感融入音乐中，这是表达自己内心情感最生动的形式，也是人们交流内心情感的一个机会和渠道。

鼓圈治疗能够提升幼儿教师的自我认知评价。幼儿教师的工作很忙，早出晚归，经常性加班，基本上是家和幼儿园的两点一线生活，导致了他们的社交圈很窄。对于年轻教师来说，随着年龄的增长，也会渴望恋爱和婚姻，占用了大部分时间的工作和这些情感需求之间的矛盾是造成他们打退堂鼓的重要因素之一。在鼓圈辅导中，辅导师要合理去引导幼儿教师提升自我评价与心理成长的能力，提升心理能量和积极情绪体验。最终泛化和迁移到其他日常生活中，为自己创造一个和谐安全的社会环境。

同时，鼓圈辅导也能提升幼儿教师团队的协作能力。通过集体的协同演奏，引起个体在集体中的角色定位反思，从而不断提高自省能力。在加强对自我内心的探索与成长的同时，也更好地参与到团队协作中。从不和谐到和谐，参与者在鼓圈中可以学会在发出自己声音的同时，与团队成员相互配合，共同达到更高的审美体验。

（五）实施案例

1. 选择辅导对象

本组团辅在长沙县金井镇某街道幼儿园开展。该幼儿园规模不大，周边有一个很大的农贸批发市场，幼儿园中很多儿童的父母都在市场里做生意，家长的文化程度基本不高。疫情时幼儿园差点倒闭，但园长有着较深的幼教情怀，也不忍心教师失业，咬牙坚持了下来。然而这两年随着生育率的下降，生源问题再次成了幼儿园的头号难题，各种不稳定的因素让教师比较浮躁，尤其是"95后""00后"的教师流动性是最大的。园长为了稳定教师队伍，邀请治疗组进入幼儿园开展音乐团辅活动。依据自愿参与的原则，有13名教师报名参加，因为团辅人数最好为双数，所以园长也加入其中。

2. 设计方案

本组辅导的目的是降低幼儿教师的压力，改善其负面情绪状态，提升其自信心。心理辅导师将辅导过程分为创建关系、团体探索、团体升华与结束三个阶段。无论哪个阶段，最核心的音乐辅导方式都是鼓圈，并且每次团辅后设有讨论和分享环节。本组团辅共计6次，每次40分钟，具体方案如下：

活动阶段	活动次数	活动流程及内容	活动目标
创建关系	第一次	（1）引导者做自我介绍并介绍活动整体安排和整体规划 （2）引导者介绍团体音乐辅导活动的基本原理并明确活动原则 （3）参与者运用节奏沙蛋介绍自己 （4）手指舞	（1）加深团体成员相互间的了解 （2）激发成员参与团辅的积极性

（续表）

活动阶段	活动次数	活动流程及内容	活动目标
创建关系	第二次	（1）学习鼓圈音乐团辅中用到的技法 （2）体验完整的鼓圈活动 （3）讨论与分享	（1）培养团队成员的注意力 （2）使成员快速进入活动状态，通过鼓圈表达情绪 （3）参与者学会运用手势互相赞美和夸奖
团体探索	第三次	（1）节拍传递 （2）复习鼓圈技法 （3）节拍模仿训练 （4）讨论与分享	（1）促进团队成员的默契配合，建立信赖关系 （2）拓展团队成员的创造力，挖掘参与者节奏型和节拍创作更多潜能，为后期自由创作打下基础
	第四次	（1）敲鼓优点轰炸 （2）鼓圈训练活动 （3）情景鼓圈扮演 （4）讨论与分享	（1）增强团队成员的自信心，通过活动帮助团队成员认识到自己的优点 （2）提高团队成员表达情绪的能力，学会用音乐的方式合理地表达情绪 （3）激发成员的音乐体验，丰富想象力与创造力

（续表）

活动阶段	活动次数	活动流程及内容	活动目标
团队升华与结束	第五次	（1）鼓圈中的乐音应答 （2）鼓圈活动 （3）小组鼓乐编排 （4）团体即兴演奏 （5）讨论与分享	（1）创造性地探索音乐 （2）增强团队合作意识，培养成员人际沟通力 （3）获得成就感
	第六次	（1）音乐表达情绪 （2）我是指挥家 （3）即兴伴奏合唱《送别》 （4）讨论与分享	（1）宣泄负面情绪，学习正确的情绪管理 （2）获得成就感，树立自信心 （3）回顾六周来活动内容，感受团体所带来的和谐快乐 （4）彼此肯定与支持

3. 分享与反馈

在设计方案里，每一次结束环节都是成员的讨论与分享，不仅可以了解教师在每一次中的收获，更重要的是心理辅导师也能够从大家的反馈中进行及时的改进。

（1）第一阶段

经和院长商议，将 6 次音乐团体辅导定在了周五下午孩子离园后，因为那是教师一周中心情最放松的时刻。第一阶段团辅中能够感受到参与的老师对团辅活动是充满期待的，因为都是同事，所以团辅前大家相互聊天交谈很愉悦。心理辅导师向成员介绍了团辅中分享与反馈环节的意义，一方面是要引导成员抒发自己的感想，表达自己的情绪，通过自省发现问题，从团队中获得成长。另一方面是为了在活动的过程中对成员进行及时的观察与引导，以及对活动内容和参与者的适应程度做出评判。观察参与者在活动中是否存在不自在、躲避等消极态度，并及时调整活动。待所有团队成员都分享过后，心理辅导师对本次干预活动做出总结，肯定成员分享的感受，引导成员思考本次治疗活动所达到的目的和收获的效果。这一阶段的活动以体验为主，并没有对某一个部分进行多次训练，旨在让成员感受氛围、发泄情绪、熟悉活动。

（2）第二阶段

经过前几次的团辅活动，成员感到这个团队是安全的，他们可以畅所欲言，表达自己想表达的，发泄自己想发泄的，感受自己想感受的。在情景鼓圈活动后，有一位教师这样说："真的没想到大家能够用打击乐器再现出我想象中的情景，这种感觉太美妙了，我好像可以全然地信任你们……刚开始比较紧张也不敢放开去想象，害怕被笑话，后面被大家的情绪所感染，我能感觉到大家在努力帮我实现我的梦想。"另一位教师说："有一些场景我一开始没有想到，是音乐引导了我。"可以看出参加完活动后大家感到很轻松，仿佛把糟糕的情绪一下子都卸下来了。虽然有些事情并不能通过鼓圈音乐辅导活动得到解决，但是自己学会变换角度去看待问题，就不会对自己产生很大的压力，从而影响情绪了。

（3）第三阶段

这一阶段的交流与分析主要是引导团体成员彼此分享一下参与鼓圈团辅活动后的收获与改变，并对未来的生活进行展望。引导成员思考如何能将良好的情绪体验延续到活动结束后，同时学会与自己展开对话，不仅将这次活动停留在参加活动的这一个月内，而且通过活动学会一些自我缓解压力的方式，为未来的工作和生活继续不懈奋斗。

第五章
音乐心理辅导（治疗）师

心理辅导和治疗的效果很大程度上取决于辅导师和治疗师的专业水平，一名身心健康、熟知心理学专业知识、能熟练运用心理辅导和治疗技巧的专业人员，是辅导和治疗顺利开展的关键。

第一节 | 应具备的相关知识

音乐心理辅导（治疗）师需要熟知音乐心理学、音乐治疗学和音乐教学法等相关专业知识，并具备将理论知识准确且灵活运用于心理辅导与治疗中的能力。

一、音乐心理学

音乐拥有独特的优雅、奔放、淡然的魅力，能够为人们驱散忧愁、烦恼，消除疲劳，减轻痛苦，能够让人们的生活处于诗情画意的境界，也能带来希望与活力。很久以来，不断有人探究音乐是怎么给人带来快乐和忧伤的，是如何做到与人产生共鸣的。不同的心理学家也采用各自独特的方法来研究音乐对于人心理的影响。

（一）音乐心理学的界定

音乐心理学是以心理学为基础的，是在将音乐学、生理学、人类学等理论融合进来后，用实验的方式研究人类由原始到高级的音乐行为的心理学的分支；是以音乐作为主要手段，采用心理学的方法研究音乐对人的心理、思想、情绪和行为产生作用的学科。它涉及了很多学科，也是一门新兴的边缘学科。

心理学家对音乐的研究源于德国科学家赫尔姆霍茨（H. von Helmholtz），他在 1863 年发表了一部具有里程碑意义的著作《作为音乐理论的生理学基础的声觉学说》。这部著作以"欧姆定律"音响学理论和缪勒（J. Muller）的神经特殊能量学说理论为基础，详细阐述了听觉共鸣说的成因和构造。

19 世纪中叶，在实验心理学流派的努力下，现代音乐心理学应运而生，刚开始时他们主要是研究感觉和音乐声响之间的关系。比如德国心理学家赫尔姆霍茨通过调查及系统观察法研究了乐音与感觉的问题。德国心理学家费希纳（G. T. Fechner）开展了大量的音响强度与感觉反应的试验。奥地利物理学家和哲学家马赫（E. Mach）分析了感觉与表象之间的关系，尤其是时间及音乐节奏要素的感知。德国心理学家、现代心理学奠基人冯特（W. Wundt）通过自我观察及内省的方法对视觉、听觉的生理及心理方面进行了研究。

音乐心理学的历史颇为悠久，这条历史长河中孕育出了无数的果实和精华，在这百家争鸣的过程中，音乐心理学广泛地应用在生活的各个方面，例如音乐人才的选拔、音乐教育、音乐治疗等。

（二）音乐心理学的内容

音乐心理学的研究内容非常广泛，如声音的物理特征在人听觉上的反映，音乐记忆、音乐想象、音乐才能，以及音乐技能的训练和音乐表演的心理状态等。由于它采用实验心理学的方法，各种理论重视科学实验的根据，从而逐渐修正了音乐上的纯理论推测和凭主观印象产生的理论，并且与音乐美学的理论联系起来，构成音乐学中的一个部分。

音乐感主要是指对音乐的感觉，其中包括对音乐的理解、表现与创造的特性。目前还未有关于音乐感的较权威的界定，不过就一般来说，音乐感的第一个层面是与生理条件有关的，比如节奏感、音高感、和声感等；第二个层面是对于音乐的综合的要求，比如音乐的审美感，记忆与想象力等。音乐感有天生的成分，但也能通过后天的训练养成。

音乐感在个体中的表现有早有迟，表现出来的深度和广度基于个体的音乐经验及经验对他的影响。对于音乐感是天生的还是从学习中获得的问题，各家主张不一。比如雷维斯（G. Révész）、西肖尔（C. Seashore）就倾向于来自先天的看法，但训练可以揭示出这种先天的潜在能力。

音乐记忆指的是能记住听过的音乐的能力，包括音乐中的音高、节奏、旋律、单音、音程、乐句等。分析音乐记忆的特殊性、音乐记忆的过程，找出培养、加强音乐记忆的方法与原则，对学习音乐和掌握音乐有很大帮助。

音乐才能是存在的，但具体包括哪些方面，怎样培养音乐才能，暂时没有确切的定义。不过不少心理学家有独特的见解，比如西肖尔认为音乐才能应包括六个方面，即音高感、音强感、时值感、节奏感、和声感、音调记忆能力。而舍恩（M. Schoen）认为音乐才能应包括听觉感受力、音乐感情与理解力、音乐实现力、音乐智能、音乐记忆以及思考力、自信力与音乐气质等。

二、音乐治疗学

（一）音乐治疗学的界定

早在古代，人们已经知道音乐能影响人的精神状态，有助于治疗某些疾病。如《旧约》上就曾记载扫罗王召大卫鼓琴驱魔（其实是精神不宁）的故事；毕达哥拉斯（Pythagoras）已谈到音乐的"净化"作用，有助于人体健康，恢复内心能力的和谐。中国古代典籍也常谈到音乐对精神的作用，《春秋》就曾记载有用音乐为人治病的情况，《乐记》也谈到"乐行而伦清，耳聪目明，血气平和"……

19世纪中叶，音乐疗法曾在欧洲一度风行，但大规模应用音乐疗法则开始于第二次世界大战期间，最初用于治疗伤病员中的精神疾病。由于有一定成效，被迅速推广。1950年，世界上第一个音乐治疗学的国家协会在美国成立，专事探讨、推广音乐疗法，并出版论文集及定期刊物。西方各国也纷纷出现这类组织，并有国际性的专业交流活动。

音乐治疗学是一门年轻的应用学科，涉及学科广泛、应用领域庞杂、流派思想丰富，且不同的心理专家因身处不同的文化环境受到不同教育理念的影响，加上不同国家涉及的心理领域和治疗的方法都不同，导致目前还没有一个权威的定义。综合各家言论，简单而言，音乐治疗就是采用各种不同的音乐活动，比如聆听、演唱、即兴演奏、肢体律动等，对人进行刺激和催眠，来激发身体的反应，从而达到帮助人恢复健康的目的。

《中国大百科全书·音乐舞蹈卷》是这样对音乐治疗学

定义的：音乐治疗学是研究音乐对人体机能的作用，以及如何应用音乐治疗疾病的学科，属于应用心理学的范畴。音乐治疗专家萨地（S. Sadi）认为：音乐治疗，即用音乐对疾病进行医治、缓解或刺激。日本《新音乐辞典》音乐治疗词条写道：音乐治疗是指通过音乐所进行的心理治疗，它以用音乐促进身心健康和培养人格的功能主义的艺术观为基础，属于一种应用音乐（心理学）范畴。

（二）音乐治疗学的发展

音乐治疗学是一门新兴的学科，包含了心理学、音乐和医学，它是将音乐的功能在传统的欣赏和审美领域之外的运用。这种运用也证实了人类远古的一种信念，就是音乐具有祛病健身的作用，这是具有很强烈的生存意义的。在人类早期的活动中，就已经可以看到音乐的身影，但是因为当时尚且处在生存阶段，所以音乐还不具备审美的意义。因为当人还没有解决原始的基础的温饱需要时，是不可能有精力去思考生存以外的活动的。

早在古埃及时代就有音乐治疗师了，埃及的长老医生喜欢把音乐作为心灵的药物，通常把歌曲治疗作为医学活动的一部分。

在古希腊，人们认为音乐对思想、情绪和躯体健康具有特殊的力量。亚里士多德是承认音乐力量的著名的希腊人之一，他认为音乐有情绪宣泄的价值，柏拉图则把音乐描述为心灵的药物。

美国是最早将音乐治疗设立为独立学科的国家，其音乐治疗手段仍然是目前最发达的。美国关于音乐治疗的最早文献应该是 1789 年发表在《哥伦比亚杂志》上的一篇名为《音乐的生理思考》的文章。作者未署名，但他在文章里表述的有关音乐治疗的基本原则一直延续至今，他在文中提到精神状态是能够影响身体健康的，音乐能够影响人的情绪，是开展治疗的有力媒介，并且用音乐来从事疾病治疗的人要经过正规的训练。

文献记载中关于我国对音乐的功效认识历史可以追溯到春秋战国时期，如《史记·乐书》中记载道："音乐者，所以动荡血脉，流通精神而和正心也。"晋代阮籍在《乐论》中写道："天下无乐，而欲阴阳调和，灾害不生，亦已难矣。乐者，使人精神平和，衰气不入。"明代著名医学家张景岳在《类经附翼》中写道："十二律为神物，可以通天地而合神明。"[①] 这些文献资料充分证明了我国运用音乐进行身心疾病治疗的历史是悠久的。

音乐治疗在中国出现是在 20 世纪 80 年代后期。1980年，美国华裔音乐治疗专家刘邦瑞在中央音乐学院进行了一

---

① 刘媚.音乐团体心理辅导与咨询［M］.北京：清华大学出版社，2016：54.

场关于音乐治疗学的讲座，这是中国第一次关于音乐治疗的专题教学，引起了不少医生和音乐者对音乐治疗的兴趣。1984年，北京大学教授张伯源等人发表了《音乐的身心反应研究》的实验报告，里面记录了被试者在听到舒缓音乐和欢快音乐之后的不同生理反应。之后，中国涌现了越来越多与音乐治疗相关的研究成果。

（三）音乐治疗学的内容

将音乐运用到某一个公共环境，用于提升环境氛围。比如在医院播放让身心放松的舒缓的音乐，能够帮助患者放松心态，转移对身体疾病的注意力；在商场播放轻松雀跃的音乐，让消费者心情愉悦，购买欲望增强；在饭店播放气氛活跃的音乐，能够让整个就餐环境沉浸在欢快之中。还有研究针对将音乐运用到动植物的培育中，以获得更好的效果。

对有抑郁倾向，或者饱受失眠困扰的，对现实生活深感无力的人播放柔和抒情的音乐，能够有效安抚其烦闷不安的情绪和压抑的精神状态。

对精神呆滞或者消极封闭的人群，可以使用轻快活泼的音乐，来帮助他们振奋精神。

在团体治疗中，采用合唱或者合奏的形式，让患者在共同参与中训练集体意识，找寻自信，并乐于参与到集体活动中。

三、音乐教学法

音乐心理辅导和治疗要依靠音乐来开展个体和团体的活动，因此教师除了要熟练掌握心理学的相关理论知识，还必须深刻了解在音乐辅导和治疗中常见的音乐教学法，因为在音乐的辅导和治疗中，不仅是演奏乐器和演唱歌曲，还需要设计合理的律动、创编等形式。

1. 奥尔夫音乐教学法

奥尔夫音乐教学法是由德国作曲家、音乐教育家卡尔·奥尔夫创立的教学法，是当今著名的音乐教育体系之一。这个教育体系的目标是要促使儿童的人格健康和谐发展，并在教育过程中对儿童的个性、思想和专业技能、创造活动等提供帮助，因此该教育理念深受广大音乐教育工作者和学习者的推崇。

奥尔夫音乐教学法的教育理念主要体现在两个方面，一个是"原本性"，一个是"人本主义"。1963年，在奥尔夫音乐学院落成典礼上，奥尔夫曾作了一个演讲，其中就谈到了他的"原本性音乐"教育，他将"原本性"比喻成一个火种，并且这个火种能够绵延不断地传递下去。奥尔夫对此表示，原本的音乐并不是简简单单的只有音乐，而是能将动作、舞蹈、语言进行结合融合的；音乐是一种人们必须进行参与的活动，每位听音乐的人不仅是简单的听众，还是音乐演奏者的一部分。奥尔夫将"原本性"音乐教育的活动对象和范围扩大到远远不止儿童音乐教育，而是包括所有成长中的人，乃至专业音乐家的培养领域。

奥尔夫教育理念的另一个方面是人本主义。奥尔夫对教育这一层面始终认为，教育的一切出发点和落脚点是对人的教育。他在音乐创作和教育中并非从简单的角度看待音乐的技巧和要素，而是以人一生的发展为基础，开展"原本性"的探索。在这个意义上的"原本性"，已具有人本主义的内涵。奥尔夫不仅在演讲中对他所认知的"原本性"一词的概念进行阐述，还将这个词定义为一个新的开端。任何引领流行的事物最终都会没落，所有的新鲜事物都不会一直时新，而原本性的东西没有时间的束缚，因此被传播到了世界各地。

奥尔夫音乐教学法并不是一种具体的方法，而是一种对待音乐教育的思想和态度。奥尔夫教学法具有艺术性特点，以节奏为基础，使用改造的打击乐器和艺术效果强、组织清晰、结构简单的音乐教材，在演奏、演唱的教学过程中，与朗诵、表演、舞蹈等形式相结合，教学内容包括合奏、合唱、独奏、独唱等，能够提高参与者的合作精神。奥尔夫教学法还具有创造性特点，其教学核心部分是即兴创造，指导参与者领会音乐、寻找音乐，并通过语言、动作去创造音乐。奥尔夫选择的教材也具有独创性，其教材因时、因人、因地而宜，重视因材施教，其教学方法是灵活性的、一次性的、即兴性的、创造性的。

2. 达尔克罗兹音乐教学法

达尔克罗兹教学法被誉为"音乐教学技术的革命"，其创新之处在于摒弃了传统教学的固化模式，以体验音乐、体验情感作为教学出发点和宗旨，利用体态律动方法，通过身体这一媒介将听觉、视觉和运动觉等多种感官结合起来，并以肢体律动的形式唤醒身体对于音乐的体验—表达，旨在发展学生的音乐思维、音乐感知力和表现能力。

达尔克罗兹教学法的教学内容分为三个部分：节奏律动（通过身体运动来教授节奏、音乐结构和音乐表达的概念）、音感训练（通过一系列的练习最终达到训练内心听觉的目的）、即兴（在有一定的音乐素养之上发展的综合能力，考验一个人对外界环境和内在感受的刺激所做出的音乐反应）。这些元素并不是单一存在的，无论在什么样的教学过程中，都应该融合节奏、音高和即兴的元素训练，旨在发展学习者节奏、音高、听觉的能力，跟随、理解音乐的能力，以及表现、创造音乐的能力，呈现出一种螺旋上升的学习过程。达尔克罗兹教学法所强调的是对音乐能力的培养，使得音乐感得以迅速地发展和提高，最终实现培养"音乐家气质"的目的。

3. 柯达伊音乐教学法

"让音乐属于每个人""以民歌作为音乐教材"的民族音乐教育观是柯达伊音乐教育思想的两大重要理念。柯达伊认为音乐与个体之间是有着密切关系的，音乐是人的生命中非常重要的一部分，是人不可或缺的精神食粮。音乐的功能是广泛的，不仅能培养人的情操，发展人的情感，还能提升智力和塑造良好个性，开发人本身具备的潜在的审美能力和创造力。音乐不单属于贵族，任何种族、地位、性别、年龄的人，都有权利学习音乐。因为音乐所具备的美育功能能帮助个体积极发展，所以音乐教育要面向所有人。

柯达伊教学法的最核心的理念就是民族音乐教育思想。柯达伊认为传统民间音乐记录的是普通民众的生活，它们来源于自然和生活，学习民间音乐能够培养人们对传统民族音乐文化的深厚感情。所以柯达伊教学法中将很多匈牙利民间歌曲作为教学的主要内容。

柯达伊教学法的中心思想是以歌唱为中心，音乐教学必须从歌唱入手，儿童可以通过最自然的体验方式参与其中，表达出自己心中最直观的想法与感受；歌曲中所有的音准、旋律、节奏、速度、力度、情感表现等音乐要素都必须通过歌唱的形式才能表达。

第二节 | 应具备的素质

身为音乐心理辅导（治疗）师，只有具备与治疗和辅导相关的基本素质，以及与音乐相关的音乐素质，才能在治疗与辅导中灵活运用专业知识开展活动。

一、应具备的基本素质

（一）具备正确了解自我的能力

身为一名音乐心理辅导（治疗）师，首先要准确定位自己的能力和实力，这是一个很重要的素质，关系到职业的发展和个人的成长。对于一个即将踏入音乐心理辅导或者治疗行业的人来说，如果自身内在的心理矛盾冲突还没有得到解决，是无法帮助团体成员去解决心理问题和矛盾冲突的。身为心理辅导（治疗）师，必须有积极乐观的生活态度，有强大的内心面对困难，只有这样，才有能力去帮助团体成员走出消极和悲观的境地，去发现生活中的美好与阳光。这个职业不允许存在带着自己的问题去试图解决他人的问题的情况发生，这很有可能会给团体成员带来伤害。

所以说，心理辅导（治疗）师首先要准确定位自己，明确自己是否有能力去面对他人的问题，并有足够能量去帮助他人解决问题。因此，对从事心理辅导或者治疗等以帮助他人为职业的人而言，除了"热爱"外，还要特别重视对自身的了解。任何人的内心世界都不是平坦和单一的，是充满了各种矛盾的和多元的，而团体心理辅导和治疗教师如果能够接纳内心的各种矛盾人格，并将其整合起来，那他很有可能用自身积极开朗、乐观向上的人生态度去帮助更多的人。这就好比一个教师想要教会学生，前提是教师本身具备了扎实的专业和学术水平，所谓"要给学生一杯水，教师就要有一桶水"，就是这个意思。

（二）具备开展有效交往和交流的能力

音乐团体辅导（治疗）师，是一个必须和各色各样的人打交道的职业，所以善于交往和交流是顺利开展工作的基本前提。因为有时候人们有热切帮助别人的心，却苦于没有好的相处和交流方法，或者不会交流，导致"帮助"难以实现。在助人的过程中，教师能增强自我价值感，能获得他人的认同，但这不能是从事这份工作的初衷。因为帮助别人不是为了获得认同，不是为了让自己感到愉悦，并且，不是为了这份工作而刻意成为一个善于交往的人，而应该是在此之前已经有了善于交流和交往的特性了。当然这并不是说音乐心理辅导教师都必须性格外向，但善于与人交往对一个音乐心理辅导教师而言是很重要的。

（三）具备耐心和爱心

音乐心理辅导（治疗）师在职业生涯中会遇到有着形形色色问题的求助者，特别是在进行团体辅导和治疗的时候，要同时面对一个群体，这其中可能充斥着无序、混乱、抱怨等负面情绪。身为帮助者，要接纳他们的任何状况，并能与大家共同坚守，这些都要求心理辅导（治疗）师必须具有耐心。我们之所以说耐心是一个优秀音乐心理辅导教师的素质，是因为音乐心理辅导教师很可能在这个过程中已经被逼迫到了所能承受和控制的挫败感的极限。另外，有时候需要最大耐心的可能正是音乐心理辅导教师自己。音乐心理辅导教师对自己的学习过程要小心，对自我的评价要客观，对自己的进步要有耐心。

爱心是一个治疗师必须具备的素质。从事音乐心理辅导和治疗的教师需要具有爱心，这意味着他们必须关心他人，并愿意为他人提供帮助支持。但是他又必须具有职业性，这意味着音乐心理辅导（治疗）师的爱心必须保持在一个职业的范围之内，并理解职业操守的界限。如果在职业范围、职业道德或情绪情感方面超越了界限，辅导（治疗）师和团体成员开展辅导与治疗的关系就会被破坏了。因此，爱心一旦超越了职业的界限，超出了心理辅导与治疗的关系，就可能给辅导与治疗进程带来不同程度的干扰。为此，很多以助人为工作性质的行业都会规定严格的职业道德条例，这个行业也不例外。几乎每一个音乐心理辅导（治疗）师在其职业生涯中都或多或少地会遇到爱心与职业性的矛盾冲突，这对他们而言是非常困难的情况，而处理好爱心与职业性的矛盾则是一个成功的音乐辅导（治疗）师必需的能力和素质。总体而言，爱心是必须具备的素质，但是一定要把握住度，因为爱心的过度使用或滥用会影响辅导（治疗）师与团体成员的关系，甚至会给团体成员带来伤害。

二、应具备的音乐素质

（一）具有一定的音乐能力

音乐心理辅导与治疗的环节与过程都必须以音乐为媒介，所以辅导与治疗师首先就要具备演唱、演奏等音乐能力。美国音乐治疗协会对注册音乐治疗师的资格条件要求中就提出，音乐治疗师必须具有较强的钢琴、吉他和声乐的能力。[①] 虽然可以依靠音响设备，但如果辅导（治疗）师能够亲力亲为进行音乐表现，可能会更激励参与者积极投入其中。辅导与治疗师可以在过程中来一段钢琴即兴伴奏，或者为歌曲编配和声，从而让音乐的表现形式更加丰富。

音乐辅导（治疗）师和其他从事心理辅导与治疗的群体最大的区别就在于，他们是以音乐为辅导和治疗的主要手段，音乐是贯穿辅导与治疗全程的，只有在音乐的伴随下，辅导与治疗的效果才能发挥到最佳。音乐辅导（治疗）师要能够将音乐的表现手段运用得游刃有余，从而将其最大限度地使用到辅导与治疗中去；要能充分挖掘音乐的作用，去帮助心理存在疾病或者隐患的人，让他们早日摆脱心理上的

---

① 刘嵋.音乐团体心理辅导与咨询［M］.北京：清华大学出版社，2016：60.

困扰。

（二）具有丰富的想象力与创造力

感受、体验和创造是音乐审美能力的三大要素，无论是音乐的表现还是创作都离不开丰富的想象力与创造力。所以说身为音乐心理辅导（治疗）师，创造和想象能力是必须具备的音乐素养。他们所面临的人群并非去学习音乐的人，也并非爱好音乐的人，这些人是要通过心理辅导或者治疗的方式来解决自身的心理问题，所以这些人很可能从没有接受过任何形式的专门音乐训练，他们可能没有良好的节奏感，可能五音不全。音乐辅导（治疗）师要明确过程的目的不是音乐，而是通过音乐来解决问题。因此环节的设计不能从惯有的音乐思维出发，有的人天生具有很强的创造力，但有的人却要通过后天的学习和反复的练习才能拥有。如果音乐辅导（治疗）师在面对不同的求助者时，在面对不同的团体时能够将音乐的能量恰当地传递给需要帮助的人，那么他也就具备了这个行业所需要的创造力。

想象力与创造性是有着密切关系的。想象力是指能够将眼前不存在的事物，特别是在自己过去的经验中不存在的事物在头脑里形成的能力。在音乐领域中的想象力可能包括当你阅读一份新乐谱的时候，头脑中可以想象出声音的效果。而在音乐心理辅导的领域中，想象力意味着能够在设计一个团体心理辅导的时候，将心理辅导计划的活动根据对团体成员的了解和经验在头脑中形成可能发生的团体心理辅导的场景。如果没有想象力，音乐心理辅导教师的创造性便无法成为具体的、可操作的活动。但是如果没有创造性，音乐心理辅导教师的想象力可能仅仅是一种对过去已经发生过的事件或经验的记忆力而已。如果一个音乐心理辅导教师没有创造性和想象力，他可能永远只会重复一些别人的团体心理辅导方式，而由于每一个团体成员都是不同的，每一次团体心理辅导的情景都是不同的，需要随时随地调整和改变，所以这样的音乐心理辅导教师的心理辅导很难取得成功。

三、应具备的其他素质

（一）合适的仪容仪表

对于音乐辅导（治疗）师而言，除了要有良好的心理专业素养和较高的音乐演奏水平外，还要有能够吸引治疗者的外在条件。当求助者第一眼看到的音乐辅导（治疗）师有着得体的穿着，适合的妆容，良好的气质，让人舒服的语言和肢体表达方式，能立刻拉近双方的距离，尤其对于那些侧重于视觉取向的被治疗者更是如此。在被辅导和被治疗的人眼里，有时辅导（治疗）师的外在形象就是强有力的非语言工具，但有的辅导（治疗）师恰恰忽略了这一点，单纯认为只要自己拥有专业的开展音乐辅导和治疗的水平和手段，就足够面对被治疗者了。

　　音乐辅导（治疗）师不能把关注点都放在怎样采用专业的手段去开展辅导和治疗上，也要思考在和患者交流的时候面部表情的细节问题。比如，患者说话时，你的嘴角要保持怎样的微笑状态，用怎样的眼神看向患者；你在说话时，应该保持怎样得体的笑容和肢体状态等。你练习微笑，并用在适当的时候，患者通过你的微笑可以感受到你的真诚，非发自内心的笑容是能够看出来的。除了笑容，辅导（治疗）师还要用身体语言告诉患者，你和他们的相处是舒服的、自然的和自在的。

　　从事音乐辅导与治疗的群体还是要区别于医院的医生，不需要穿着医务人员的工作服，比如中国就是白大褂，这样会让对方本能地紧张和焦虑。所以，辅导（治疗）师可以穿着稍微鲜艳一点的衣服，尤其是女性治疗师，开展辅导和治疗的场地也可以装扮得富有生活气息。这些都是在投射一个观点，那就是音乐心理辅导（治疗）师应该与团体成员是平等的工作伙伴和工作联盟，而不是高高在上的"医生"，这对建立良好的心理辅导关系很重要。

　　（二）拥有亲和力和亲切感

　　亲和力和亲切感也是在第一印象里就能产生的感觉，具备这种素养的人应该都伴随着良好的脾气性格，而身为音乐辅导（治疗）师，是一个需要和有不同心理问题的人打交道的职业，更加需要有良好的脾气了。当辅导（治疗）师面带温暖阳光的微笑，活力四射地出现在团体成员面前时，一定会给他们很强的亲切和踏实的感觉。这种感觉不能强迫自己装出来，对于来寻求帮助的成员，他们往往比常人更敏感于对方的各种细节。

在以音乐为媒介的辅导与治疗中，团队领导者的亲和力和亲切感还要体现在音乐的表现上。比如在开展乐器合奏时，领导者在乐器选择上要有所思考，避免选择音量大的乐器，因为会造成演奏中将其他乐器的声音都掩盖住的情况。或者是在音乐表现时，不要过分去展现自己的演奏或演唱技巧，这种炫耀的感觉不但不能拉近辅导（治疗）师和成员的距离，相反会让成员觉得教师过于厉害而感到自卑。相比之下，如果辅导（治疗）师能够将自己置于和患者一样的平等地位，耐心倾听他们的演唱或者演奏，并伴随他们一起表演，完全成为集体的一部分而非领导者，团体成员更愿意主动靠近。

从事音乐辅导和治疗的教师是需要具备多种素质的，这是职业的需要。有的素质需要后天的反复练习和训练，这是对职业的尊重，也是对患者的负责。音乐辅导（治疗）师是帮助人的职业，帮助求助者解决心理的问题，助其构建强大的内心，所以对从业者的素质要求会更高。如果说我们把这些必需的素质用最简单的语言来概括，就是"健康的人格和良好的音乐能力"。

第三节 | 应具备的职业伦理

职业伦理，指职业活动中的伦理关系及其调节原则。职业活动是社会分工体系中的重要方面，是特殊的社会角色活动。根据在社会巨系统中的角色及其功能性要求，职业活动获得具体社会角色及其社会权利与义务、责任的规定。职业活动体现了特定的价值理念，职业关系是特殊的伦理关系。职业活动中一切关涉伦理性的方面构成职业伦理的现实内容。[①]

"伦理"一词最早见于《乐记》："乐者，通伦理者也。"这指明了礼乐在伦理上的教化作用，强调音乐艺术必须纳入礼的规范，是儒家的美学思想。对伦理的现代解释是处理人与人、人与社会相互关系时应遵循的道理和准则。[②] 因此在许多职业里，伦理是规则和标尺，用于指导和监督行业的规范。心理辅导（治疗）师这样的专业人员也不例外，他们必须了解行业的要求，要理解并践行职业伦理。

---

① 朱贻庭.伦理学大辞典［M］.修订本.上海：上海辞书出版社，2011：269.

② 万瑛.团体音乐治疗［M］.重庆：重庆大学出版社，2021：256.

一、保密原则

身为心理辅导（治疗）师，必须遵守的保密原则是不能将辅导与治疗中了解到的辅导和治疗对象的资料透露给除专业辅导与治疗团队之外的人。因为对于来访者而言，相当一部分人是经过了很久的心理建设，战胜了内心的恐惧才来寻求帮助的，这是对他们的最基本的尊重。主要包括以下四个方面：

其一，音乐心理辅导（治疗）师要保证来源于临床、督导、教学、研究资料的保密性。

其二，音乐心理辅导（治疗）师必须在开展辅导和治疗前就向来访者告知保密要求的局限性。

其三，音乐心理辅导（治疗）师如果在日后的研究中需要用来访者的资料作为案例，必须经过来访者本人的同意，要在同意书上签字并注明使用内容和途径，并且在案例中使用的时候不能用来访者的真实姓名。

其四，音乐心理辅导（治疗）师需要了解的关于证明并存档的来访者身份的资料，需要得到来访者的同意，并要严格执行保密措施，存放在绝对安全和保密的地方。

遵守保密原则是开展音乐心理辅导与治疗相当重要的部分，从事辅导与治疗工作的专业人员，在学习的时候就要仔细掌握未来在辅导与治疗实践中必须遵守的保密原则，这不仅是对来访者负责，也是在最大程度保护自己。因为如果这个职业的从业人员不能做到这一点，很有可能会给来访者带来极大的精神困扰，也会让自己在行业里无法得到发展。

二、治疗与辅导关系原则

音乐心理辅导（治疗）师在最初的阶段就要清晰自己在对来访者开展辅导与治疗关系中的专业身份和角色是什么，要避免专业身份和角色以外的身份介入辅导与治疗中。

音乐心理辅导（治疗）师不允许和来访者有双重关系，更不能存在利益关系。双方只能是单纯的辅导和治疗的关系，比如亲戚关系、朋友关系、情侣关系、同事关系、事业合作伙伴关系等。因为双方过于熟悉就会形成固有的印象，而无法深入了解问题的根源。并且，无论是治疗前还是在治疗过程中，抑或是治疗结束后，双方都不能发展除治疗关系之外的其他关系，因为在接受辅导和治疗途中，来访者是很容易对辅导（治疗）师产生依赖情感的，比如爱慕，所以身为专业的一方，必须明确治疗与辅导的关系原则，除了正常的辅导和治疗，不能和来访者有其他私下接触，避免出现影响来访者身心健康的不道德行为举止。此外，要严格按照专业标准收取辅导与治疗的费用，不得获取其他物质上的馈赠。

三、专业胜任力原则

专业人员的胜任力包括了知识、敬业和技能三个方面。

这三方面决定了一个专业技术人员能否胜任本职工作的能力和水平。音乐辅导（治疗）师必须经过严格专业的训练，通过相关的考核取得职业证书方能上岗。在没有完成系统训练前，未取得职业资格证书的不能参与到心理辅导、治疗等相关工作中去。

从事音乐心理辅导与治疗的人要诚实，要准确地告知自己的职业任职资格，而且这是一个必须持续提升自我的职业，在取得职业资格并上岗后要继续参加各类提升理论知识和专业水准的继续教育培训；要有格局和全局观，不能让自身存在的局限性、问题和不当价值观影响和干扰到同行的专业工作。

此外，音乐心理辅导（治疗）师要严格遵守职业规范和坚守道德底线，不能做出超越职业身份的违规之事。这个职业不能等同于医生，不能向来访者做出任何疾病的诊断，更不能提供使用某种药物的建议。而且，音乐心理辅导（治疗）师要明确自己的职业范围，不能为来访者提供其余的治疗服务，除非已经具备了其他治疗服务的职业资格，否则就违背了道德规定。

四、知情权与决定权原则

对于接受心理辅导和治疗的来访者，有权利知晓自己的心理问题和隐患是什么，有权利了解辅导或者治疗的内容、方式以及预期效果，并且有权利参与确定辅导和治疗的目标。辅导（治疗）师要如实、客观地向来访者讲述正确的信息，不对结果和疗效进行夸大承诺，让来访者清楚能获得的服务和效果的范围。

辅导（治疗）师要实事求是地让来访者了解自身问题的程度，不对严重性进行过度的强调，造成来访者新的心理困扰，也不过分轻描淡写而让来访者掉以轻心。要让来访者明确整个辅导和治疗过程将会采取的心理干预措施和手段，有时候在解决心理问题的过程中，会深入内心揪出潜在的原因，会让来访者陷入新的焦虑和难受中，因此这是一个较长的过程，这一点也有必要告知来访者。任何心理问题都不是一朝一夕形成的，因此解决也是需要较长时间的。

辅导（治疗）师所制定的目标必须建立在来访者的需求基础上，不能强行将自己的预设目标给对方，必须将决定权交给来访者。任何的辅导和治疗要能取得良好的效果，就必须尊重来访者的意愿，所以决定权永远在来访者的手上。辅导和治疗的关键是帮助来访者，在保护双方的前提下用专业的知识和技能对来访者开展有效的帮助。

主要参考文献

［1］万瑛.团体音乐治疗［M］.重庆：重庆大学出版社，2021.

［2］盛红勇.幼儿教师心理健康教育理论与实践［M］.北京：中央编译出版社，2020.

［3］刘嵋.音乐团体心理辅导与咨询［M］.北京：清华大学出版社，2016.

［4］郑淑杰，孙静，王丽.教师心理健康［M］.北京：北京大学出版社，2014.

［5］陈虹.教师心理健康与心理咨询［M］.天津：天津教育出版社，2013.

［6］吴幸如，黄创华.音乐治疗十四讲［M］.北京：化学工业出版社，2010.

［7］俞国良，宋振韶.现代教师心理健康教育［M］.北京：教育科学出版社，2008.

［8］高天.音乐治疗学基础理论［M］.北京：世界图书出版公司，2007.

［9］霍姆斯.教师的幸福感——关注教师的身心健康及职业发展［M］.闫慧敏，译.北京：中国轻工业出版社，2006.

［10］韦有华.教师的心理素质［M］.长春：东北师范大学出版社，2001.

［11］卢乐山，林崇德，王德胜.中国学前教育百科全书：心理发展卷［M］.沈阳：沈阳出版社，1995.

［12］张安琪.幼儿教师的时间去哪了？——教师时间压力及其影响因素研究［D］.沈阳：沈阳师范大学，2023.

［13］辛蓓颖.新入职幼儿园教师职业适应与心理弹性现状及关系研究［D］.天津：天津师范大学，2022.

［14］郑楚楚.幼儿教师教育生活中的意义及其生成研究［D］.上海：华东师范大学，2021.

［15］田兴江.幼儿教师专业成长动力研究［D］.成都：四川师范大学，2020.

［16］徐希玲.幼儿园教师职业压力与心理弹性及应对方式的关系研究［D］.西安：陕西师范大学，2020.

［17］刘美麟.鼓圈音乐治疗对缓解大学生心理压力的

研究与实践——以天津外国语大学为例［D］.天津：天津音乐学院，2020.

［18］支孟云.团体音乐治疗对缓解理工类大学生心理压力的质性研究［D］.哈尔滨：哈尔滨师范大学，2019.

［19］吴知桦.我国幼儿教师职业道德探析［D］.上海：上海师范大学，2019.

［20］赵伟.农村初中生心理健康及与学业表现的相关性研究［D］.西安：陕西师范大学，2017.

［21］徐春梅.奥尔夫音乐团辅对缓解普高音乐艺考生舞台焦虑的干预研究［D］.杭州：杭州师范大学，2017.

［22］崔奕.人际沟通分析理论在高校师生沟通中的应用［D］.哈尔滨：黑龙江大学，2015.

［23］魏燕.幼儿教师心理素质基本结构的研究［D］.重庆：西南大学，2007.

［24］王婕.幼儿教师职业压力、主管支持和情绪劳动的关系研究［J］.西北成人教育学院学报，2023（3）：28—33.

［25］王雪，赫然，白湧沨.自我损耗理论视角下幼儿教师心理健康的维护［J］.石家庄学院学报，2023，25（3）：96—101.

［26］蒋良富，谈珊，龙晴琴.工作压力对幼儿教师生活满意度的影响：基于自我效能感和领悟社会支持的作用［J］.学前教育研究，2023（3）：87—90.

［27］杨紫薇.幼儿教师虐童行为分析及对策研究［J］.科教文汇，2022（5）：118—121.

［28］段发明，刘业辉，全晓娟."微发展"：乡村幼儿园教师专业发展的新模式［J］.学前教育研究，2022（11）：50—58.

［29］赵南.不伤害儿童：教育的底线与教师专业的起点［J］.湖南师范大学教育科学学报，2021，20（3）：82—89+107.

［30］颜雪梅.后疫情时代幼儿园教师专业发展的挑战与突破——基于教师改变的维度［J］.陕西学前师范学院学报，2021，37（2）：95—101.

［31］何兰兰，谢华.幼儿园实施心理健康教育的问题与对策研究［J］.教育观察，2021，10（4）：49—51.

［32］徐文希，陈方.职前培养，塑造幼师职业适应力［J］.人力资源，2021（20）：100—101.

［33］赵阳，孙绵涛.学前教育立法必须明确虐童行为法律责任［J］.湖南师范大学教育科学学报，2020，19（3）：9—15.

［34］刘锦涛，王晶.工作—家庭冲突对农村幼儿教师工作投入的影响——心理资本的调节作用［J］.甘肃高师学报，2020，25（5）：80—84.

［35］裴培.幼师虐童现象的成因与解决策略［J］.淮南

师范学院学报，2018，20（5）：119—124.

［36］王彦峰，秦金亮.工作投入对幼儿园教师工作态度和心理健康的影响［J］.学前教育研究，2015（2）：56—63.

［37］张连葵.歌唱疗法以及对女性癌症患者的音乐治疗——以歌唱的呼吸为例［J］.艺术科技，2014（3）：436.

［38］田宏碧，陈家麟.中国大陆心理健康标准研究十年的述评［J］.心理科学，2003，26（4）：704—708.

［39］王福兰.近十年我国心理健康教育研究综述［J］.教育理论与实践，2002，22（7）：59—62.

［40］肖汉仕.心理素质的结构及其内外关系［J］.中国教育学刊，1999（4）：27—30.

［41］戴安·奥斯汀.歌唱式音乐治疗［C］//中国音乐治疗学会.中国音乐治疗学会第十三届学术交流大会论文集.北京：中国音乐治疗学会，2017：13—20.

［42］白剑峰.积极调整心态 维护心理健康——访中国科学院院士、北京大学第六医院院长陆林［N］.人民日报，2022-11-29（10）.

［43］Klassen R M, Tze V M C. Teachers' self-efficacy, personality, and teaching effectiveness: A meta-analysis［J］. Educational Research Review, 2014（12）: 59—76.

［44］Cranton P，Knoop R. Assessing Jung's psychological types：The PET Type Check ［ J ］. Genetic，Social & General Psychology Monographs，1995，121（2）：249.

后　记

　　本人自 2018 年起开始承担湖南省哲学社会科学基金项目"虐童事件背景下幼师心理健康建设的'1+2+3'音乐心理服务模式研究"的研究工作，在五年时间里，查阅了大量文献资料，访谈了数名一线的幼儿教师和幼儿园管理人员。他们中有的刚迈入职场，有的正处于上有老下有小的艰难阶段，有的正面临着事业发展的瓶颈期；有的在每日和孩子的相处中体会到充实和快乐，有的在日复一日的繁杂工作中时常感到烦躁不安……我在访谈中能够深切感受到幼儿教师的压力与责任、辛苦与不易，也发现我们对幼儿教师的心理健康关注程度还远远不够。

感谢课题团队成员的鼎力相助，从查阅文献到走访幼儿园，从访谈到整理资料，再到最终完成著作，整个过程都体现了团队的力量。这部专著既是对该课题研究成果的总结，也是整个团队劳动成果的体现。

由于时间和水平有限，研究还不够深入，相关分析还不够透彻，所提出的建议和对策还不够具体，敬请包涵并提出宝贵意见。

图书在版编目(CIP)数据

基于音乐治疗手段的心理服务模式研究:以幼师群
体为例/李昕昕著. —上海:学林出版社,2023
ISBN 978-7-5486-1977-2

Ⅰ.①基⋯ Ⅱ.①李⋯ Ⅲ.①音乐疗法—应用—幼教
人员—心理健康—健康教育—研究 Ⅳ.①R454.3
②G443

中国国家版本馆 CIP 数据核字(2023)第 214375 号

责任编辑 王 慧
封面设计 零创意文化

基于音乐治疗手段的心理服务模式研究
——以幼师群体为例
李昕昕 著

出 版	学林出版社	
	(201101 上海市闵行区号景路 159 弄 C 座)	
发 行	上海人民出版社发行中心	
	(201101 上海市闵行区号景路 159 弄 C 座)	
印 刷	商务印书馆上海印刷有限公司	
开 本	890×1240 1/32	
印 张	10.25	
字 数	19 万	
版 次	2023 年 11 月第 1 版	
印 次	2023 年 11 月第 1 次印刷	

ISBN 978-7-5486-1977-2/B·67
定 价 68.00 元

(如发生印刷、装订质量问题,读者可向工厂调换)